JEAN HENLEY

INHALATIONSNARKOSE

EINFÜHRUNG IN DIE PRAXIS DER MODERNEN INHALATIONSNARKOSE

VON

JEAN HENLEY, M. D.

CONSULTANT IN ANAESTHESIA

HICOG

1950

WALTER DE GRUYTER & CO.

vorm. G. J. Göschen'sche Verlagshandlung, J. Guttentag, Verlagsbuchhandlung
Georg Reimer, Karl J. Trübner, Veit & Comp.

BERLIN W 35

vorm. G. J. Göschen'sche Verlagshandlung, J. Guttentag, Verlagsbuchhandlung,
Georg Reimer, Karl J. Trübner, Veit & Comp.
Berlin W 35

Archiv-Nr. 51 5650, Printed in Germany
Druck: Thormann & Goetsch, Berlin SW 61

Vorwort

Ich lernte Fräulein *Dr. Maria Daelen* auf ihrer Studienreise durch Amerika in New York kennen. Als sie von meiner Absicht, Europa zu besuchen, hörte, bat sie mich, in meinem Fach in Deutschland zu arbeiten. Ich ging ursprünglich für 10 Tage nach Gießen, verlängerte aber immer wieder meinen Paß und reiste von einer Klinik zur anderen. Weil ich nicht an allen Stellen arbeiten konnte, veranlaßte mich Herr *Professor Dr. Fr. Bernhard* dazu, ein einfaches, praktisches Lehrbuch der Narkose zu schreiben, wie aus dem folgenden Brief des verehrten Dozenten hervorgeht. Ich hoffe, meinen deutschen Kollegen hiermit einen Dienst zu erweisen.

Chirurgische Klinik und Poliklinik
Gießen

den 31. August 1949

... An der hiesigen Klinik befindet sich Frau *Dr. med. Jean Henley* aus New York. Sie ist an meiner Klinik als Narkosespezialistin tätig. Durch sie haben wir Kenntnis der großen Fortschritte erhalten, welche in der Narkosetechnik in den USA im letzten Jahrhundert erzielt worden sind. Sie waren uns aus dem Schrifttum schon bekannt, haben in der Ausführung aber einen großen Eindruck auf uns gemacht.

Es kann keinem Zweifel unterliegen, daß die moderne Narkosetechnik auch bei uns in Deutschland ihren Einzug halten wird ... Ich hielte es daher für unbedingt geboten und außerordentlich verdienstvoll, wenn in deutscher Sprache ein Lehrbuch über moderne Narkoseverfahren und Narkosetechnik herauskäme ...

Frau *Dr. Henley* ist aus eigenem Antrieb aus USA nach Deutschland gekommen, um uns hier mit den Fortschritten der Narkosetechnik bekannt zu machen. Ich möchte diese Tatsache besonders hervorheben. Es ist mir nicht möglich, mit Worten allein ihre Verdienste zu würdigen, welche sie sich um die Einführung der modernen Narkosetechnik erworben hat. Viele Besucher und Leiter von großen Kliniken waren von ihren Leistungen tief beeindruckt.

gez. *Bernhard*

Ich habe Fräulein *Dr. med. Gertrud Wiedhopf* für die Übersetzung zu danken. Überarbeitet und nachgesehen wurde die Übertragung freundlicherweise von *Peter Bamm (Dr. med. Kurt Emmrich)*.

Wiesbaden, im Herbst 1950.

JEAN HENLEY, M.D.

Einführung für den deutschen Leser

Es ist heute nicht mehr notwendig, daß der gehetzte Chirurg seine Aufmerksamkeit zwischen seiner Arbeit und dem Zustand des narkotisierten Patienten teilt. Er braucht nicht mehr auf das röchelnde Atemgeräusch bei behinderter Atmung zu achten, um zu wissen, daß der Kranke noch lebt. Es widmen sich heute in vielen Ländern Ärzte der Betreuung des Patienten während der Operation. Die Narkosewissenschaft ist ein Zweig der Medizin geworden, der eine längere Fachausbildung erfordert. Die Ärzte, die am Kopfende des Operationstisches stehen, können die Verantwortung für das Wohlergehen des Patienten, der unter ihrer Obhut steht, tragen, so daß der Operateur seine ungeteilte Sorgfalt der Operation selbst zuwenden kann.

Entsprechend der Bedeutung der neuen Lage hat sich die Narkosewissenschaft fortentwickelt. Verschiedene Operationen sind mit Hilfe dieser neuen Methoden möglich geworden. Besonders die Lungen- und Herzchirurgie haben erhebliche Fortschritte gemacht, seitdem man einen einfachen Weg fand, die Sauerstoffversorgung des Patienten während der Operation sicherzustellen, obwohl bei eröffneter Brusthöhle die eigene Atmung unzureichend ist. Langdauernde und früher auch schockauslösende Operationen können heute ohne Gefährdung des Patienten durch die Narkose ausgeführt werden. Ja, man ist imstande, alte Leute und Patienten in schlechtem Allgemeinzustand zu operieren, ohne dabei den Tod als Narkosefolge fürchten zu müssen.

Die Fortschritte hinsichtlich der Mittel und der Methoden der Narkose sind vielleicht weniger wichtig als das grundlegende Verständnis für die Physiologie des unter Narkose stehenden Patienten und für die Pharmakologie der verwendeten Mittel, welche uns die Forschung der letztvergangenen Jahre zur Verfügung gestellt hat. Es kann eigentlich jedes Mittel und jede Methode in den meisten Fällen mit dem gleichen guten Erfolg angewandt werden, wenn der Narkosespezialist weiß, was er mit ihnen erreichen will. Die heutige Literatur ist reich an Empfehlungen der verschiedensten Methoden zur Lösung ein und desselben Problems. Sie sind wohl alle gleich wirkungsvoll in der Hand derer, die sie beherrschen.

Dieses Buch stellt nicht den Anspruch, ein vollständiges Lehrbuch der Narkosemethoden zu sein. Es soll eine praktische Darstellung der Methoden bringen, die sich auf dem Gebiet der Inhalationsnarkose während der Jahre durchsetzten, in denen die deutschsprechende medizinische Welt ohne Gedankenaustausch mit ihren ausländischen Kollegen war. Es kann natürlich nicht nur Neues bringen und wird sich nur kurz mit den Mitteln oder Methoden auseinandersetzen, die noch nicht für die deutsche Medizin zugänglich sind. Verschiedentlich werden Methoden vorgeschlagen, die einen Kompromiß darstellen, bedingt durch den derzeitigen Materialmangel in Deutschland. Aber es wird noch im Verlauf der Ausführungen erkennbar sein, daß nicht die Mittel oder Methoden entscheiden, sondern daß allein derjenige von Wichtigkeit ist, der die Narkose ausführt, vorausgesetzt allerdings, daß er die Materie in ihrem ganzen Umfang gründlich beherrscht.

INHALT

III. Narkotika und andere Mittel

IV. Praktische Anweisungen zur Durchführung der Narkose

ANHANG

I. Allgemeiner Überblick über die Fortschritte auf dem Gebiet der Narkose

Im folgenden Abschnitt dieses Kapitels bespreche ich kurz einige Fortschritte auf dem Gebiet der Narkose während der letzten Jahre, unter besonderer Berücksichtigung der angewandten Methoden und Apparate und des stetig sich weitenden Betätigungsfeldes des Narkotiseurs.

Bis vor einigen Jahren schien es unwichtig zu sein, daß beim Patienten, der den Operationssaal verläßt, die Reflexe schon wieder vorhanden sind. Es fanden sich Schwestern, die im Halten des Unterkiefers ausgezeichnet ausgebildet waren, um ihm die freie Atmung zu ermöglichen. Sobald der Patient erwachte und zu trinken verlangte, wischte ihm die Schwester mit einem angefeuchteten Schwamm die Mundhöhle aus und verweigerte ihm die Flüssigkeit, derer seine Gewebe so dringend bedurften, aus Furcht, Erbrechen hervorzurufen. Trotz allem trat dies fast nach jeder Narkose auf. Die Folge war eine weitere Entwässerung der Gewebe.

Vorteile der oberflächlichen Narkose

Die Zeiten haben sich geändert. Es ist das Ziel des Anästhesisten geworden, mit so wenig Narkotikum, wie sich nur eben mit der Operationssituation vereinbaren läßt, auszukommen. Nachdem er die vom Chirurgen gestellten Ansprüche erfüllt hat, ist für den Anästhesisten nur die Narkose ideal gewesen, bei der der Patient nach ihrer Beendigung in der Lage ist, zu husten und die Zunge so zu innervieren, daß die Luftwege frei sind. Mit der Rückkehr der Reflexe ist der Kranke schon so weit wach, daß ihm kleine Flüssigkeitsmengen zugeführt werden können, vorausgesetzt, daß von seiten der Operation keine Kontraindikation dazu besteht.

Wie konnten sich die Ansichten so grundlegend ändern? Stellen wir uns die Situation vor, wenn der Patient, noch in tiefer Narkose, den Operationssaal verläßt. Er ist bewußtlos, seine Muskeln sind gelähmt einschließlich der Muskulatur, die die Blutverteilung regelt, der glatten Muskulatur des Gefäßsystems. Wenn man den Kranken nicht sehr vorsichtig vom Operationstisch ins Bett transportiert, und besonders wenn man ihn dort noch in halbsitzender Stellung lagert, wird sich die Blutmenge von Kopf und Thorax, dem Gravitationsgesetz folgend, in den Beckenraum und in die abhängigen Körperpartien verlagern. Daraus resultiert ein Schockzustand. Selbst wenn dieser vermieden werden kann, beobachtet man postoperativ nach Narkosedurchführungen im alten Stil noch andere nicht weniger ungünstige Folgezustände. Während der Stunden, in denen die Schwester den Unterkiefer vorhalten muß, bekommt der Patient nur dann ausreichend Sauerstoff, wenn die Atmungsluft mittels Maske durch einen Katheter oder ein Sauerstoffzelt zusätzlich mit Sauerstoff angereichert wird. Der Grund dafür ist, daß die Atemmuskulatur des Thorax im dritten Narkosestadium gelähmt ist. Dadurch ist die Atmung des Patienten oberflächlich. Er gibt das gasförmige Narkotikum nur langsam ab und steht deshalb lange unter dessen Einwirkung. In seinen Bronchien stagniert das während der Narkose angesammelte Sekret. Dieses wird als Folge des allgemeinen Flüssigkeitsverlustes in den nächsten 1—2 Stunden soweit eingedickt, daß der Kranke nicht mehr in der Lage ist, es auszuhusten. Peripher von dieser Sekretansammlung erfolgt eine Resorption der Alveolarluft. Eine Atelektase ist die Folge. Man pflegt diesen Zustand allgemein als „postoperative Bronchitis" zu bezeichnen. Kleine atelektatische Bezirke können sich in bronchopneumonische Herde verwandeln. Während der langen Stunden, die der Patient regungslos im Bett liegt, stagniert sein Blut in den nicht ausreichend belüfteten abhängigen Lungenpartien. Es kommt zu einem lokalen Sauerstoffmangel, die Kapillarpermeabilität wird gesteigert[1]), so daß sich auch noch ein Ödem auf die an sich schon ungünstige Situation aufpfropft. Infolge der erzwungenen Ruhe des Patienten kann die Ödemflüssigkeit nicht von den Lymphbahnen abgeführt werden. Es ist nicht verwunderlich, wenn als Folgeerscheinung hiervon eine hypostatische Pneumonie eintritt. ADRIANI[2]), der die Literatur daraufhin durchsah, berichtet, daß man einheitlich nach Allgemeinnarkose eine Azidose beobachtet hat, die am ausgeprägtesten nach Äther- und Chloroformnarkose ist. Das Ausmaß der Schwankung im Säure-Basenhaushalt ist abhängig von der Tiefe der Narkose und deren Dauer. Sie ist bedingt durch eine CO_2-Retention, die wieder die Folge einer Erhöhung der Reizschwelle des Atemzentrums für Kohlendioxyd in Gegenwart depressorischer Substanzen ist. Die Kohlensäure wird durch die nicht normal durchgängigen Luftwege und infolge oberflächlicher Atmung nur langsam ausgeschieden. Die Produktion von nicht flüchtigen, sauren Stoffwechselprodukten während einer Allgemeinnarkose ist gesteigert, ihre

Ausscheidung wird durch eine herabgesetzte Funktion der Niere und sicher auch der Leber verzögert.

Zusätzlich zu allen den oben geschilderten Veränderungen wird der Patient erheblich entwässert. Erfolgt Flüssigkeitszufuhr auf intravenösem Wege, ist deren Ausnützung weniger wirkungsvoll als bei peroraler Verabreichung. (Siehe Seite 103.) Wacht der Patient endlich auf und verlangt zu trinken, wird man ihm seine Bitte abschlagen müssen, um bei ihm nicht Brechreiz oder Erbrechen hervorzurufen. Der Patient hat physiologisch zweierlei Veränderungen erfahren — Hypoxämie und Azidose — die ihn für Erbrechen prädisponieren.

Alle diese Schäden können vermieden oder verringert werden, wenn die Narkose oberflächlich bleibt, und wenn der Patient sofort nach deren Beendigung erwacht. Wenn man die in tiefer Narkose herabgesetzte Atmung durch Druck auf den Gasbeutel unterstützt und möglichst eine Behinderung der Atemwege vermeidet, kann dies die Wiederherstellung des Patienten erheblich begünstigen.

Natürlich setzt es ein gewisses Können und Übung voraus, die Tiefe der Narkose den Forderungen der Operation anzupassen, dem Patienten die Schmerzempfindung zu ersparen und diejenigen Reflexe auszuschalten, die den Anästhesisten stören und evtl. dem Patienten schaden können.

Nachteile der oberflächlichen Narkose

Unerwünschte Reflexe

Erregungsexzitationen. Während des Exzitationsstadiums beobachtet man durch Erregung ausgelöste Reaktionen. Während das Hörvermögen gesteigert ist, wird das Verstehen für die gehörten Laute irrational. Man sollte deshalb die Narkose in einem vollständig ruhigen Raum einleiten. Ein ausgeprägtes Exzitationsstadium ist nicht nur deshalb gefährlich, weil der Patient vom Tisch stürzen kann, es hat gleichzeitig auch eine gesteigerte Bildung von Bronchialsekret zur Folge, die eine Behinderung der Atemwege darstellt. Beim Erbrechen kann eine Aspiration eintreten. Es gibt daneben noch andere Möglichkeiten, die zu einer Verlegung der Atemwege führen können, ein Zustand, der im zweiten Stadium sehr viel schwerer zu beheben ist als in tiefer Narkose. Die Kiefermuskulatur ist im Krampf und selbst, wenn man einen Rachentubus einführen könnte, tritt häufig durch den Pharyngealreflex Erbrechen ein.

Laryngospasmus wird durch die verschiedensten Ursachen ausgelöst. Er wird begünstigt durch eine Reizung der Epiglottis oder der Kehlkopfschleimhaut, wie sie bei Vorhandensein von Schleim, Blut oder Erbrochenem im Pharynxgebiet auftreten kann. Auch ein zu langer Rachentubus führt zur Auslösung dieses Reflexes, der auch durch Intubation in zu oberflächlicher Narkose hervorgerufen werden kann. Eine Reflexauslösung kann sowohl durch Zug an den durch den Plexus coeliacus versorgten Organen, durch peritoneale Reizung, durch Zug am Mesenteriolum, als auch durch Druck auf das Mesenterium erfolgen. Bei operativen Eingriffen im Bereich der Analgegend wird er besonders bei einer Sphinkterdehnung beobachtet.

Auch Sauerstoffmangel kann einen Stimmritzenkrampf einleiten[3]. Zu Beginn einer CO_2-Retention etwa bei 10% kommt es im allgemeinen zu einem Auseinanderweichen der Stimmbänder, in seltenen Fällen auch zur Ausbildung eines Laryngospasmus[4]).

Als auslösende pharmakologische Ursache kommen hierbei in Betracht: parasympathikomimetische Mittel, wie Barbitursäurederivate und Cyclopropan, die den laryngealen Vagusast sensibilisieren. Die Folge davon ist, daß der leichteste Reiz hier mit stärkstem Spasmus beantwortet werden kann.

Arhythmien. Alle Mittel zur Allgemeinbetäubung lösen, entgegen der allgemein verbreiteten Ansicht, nach der sie ohne Auswirkungen auf das Herz seien, Arhythmien aus, die oft nicht sehr hochgradig und nur elektrokardiographisch nachweisbar sind[4]). Eine Injektion oder die Ausschüttung von Suprarenin, wie sie zum Beispiel durch sehr große Operationsfurcht des Patienten ausgelöst wird, können besonders bei Verwendung von Chloroform, Chloräthyl oder Cyclopropan zu tödlichem Ausgang führen[5]). Auch Äther macht hiervon keine Ausnahme. Es werden in der Literatur Fälle beschrieben, bei denen nach Suprareningabe, zwecks Gefäßkontraktion bei einer Blutung, bei gleichzeitiger Äthernarkose Herzflimmern auftrat, das tödlich endete[5]). Als weitere häufig gebrauchte Medikamente, die das Herz für die Wirkung der Narkotika sensibilisieren, sind Strophantin und Digitalis zu nennen[5]). Dosen, die beim nichtnarkotisierten Menschen unschädlich sind, werden unter Narkoseeinwirkung toxisch, weil die Wirkung der Droge und die des Narkotikums sich addieren. Als Folge davon werden ventrikuläre Tachykardien und sogar Herzflimmern beobachtet. Es gibt deshalb Autoren, die eine prophylaktische Anwendung dieser Medikamente ablehnen. Eine geringe Dosis ist toxischer für ein normales Herz, als für ein myokardgeschädigtes. Man sollte Strophantin und Digitalis allein für Patienten mit drohendem und akutem Herzversagen vorbehalten. Es ist unnötig, ein gesundes Herz für die kommende Narkose stärken zu wollen, wenn man ihm die für die Dauer der Operation notwendige Sauerstoffmenge sichert.

Vago-vagaler Reflex (siehe auch „Herzmassage") tritt entweder durch Stimulation des Larynx oder der Trachea während der Intubation oder während des Absaugens von Sekret auf, besonders bei gleichzeitigem Gebrauch cholinergischer Drogen. Die afferente Bahn des Reflexes führt entlang der Vagusfasern des Bronchialsystems, während der efferente Schenkel über die Vagusäste des Herzens verläuft. Bradykardie, Extrasystolen oder Herzstillstand können die Folge sein. Ein direkt ausgeübter Reiz auf das Perikard, auf das Herz selbst, oder eine Verlagerung des Mediastinums, wie sie bei intrathorakalen Operationen durch Manipulationen an den Organen, durch Zug oder unrichtig eingesetzte Wundhaken ausgeübt werden, können gleichfalls eine Arhythmie hervorrufen[7])[8]).

Carotis Sinus-Reflex. Das Manifestwerden dieses Reflexes wird beim narkotisierten und beim nichtnarkotisierten Menschen in gleicher Weise beobachtet. Er äußert sich in einer Bradykardie, in einem Herzstillstand oder in einer Hypotension, die gelegentlich auch von einer Hemmung der Atemtätigkeit begleitet sein kann. Der Reflex findet sich am häufigsten bei Verwendung parasympathikomimetischer Mittel, die die Rezeptoren des Vagus so sensibilisieren, daß sie für einen Reiz überempfindlich werden. Er wird nur dann ausgelöst, wenn ein Druck von außen auf die Gegend des Carotis Sinus ausgeübt wird, wie es bei Operationen am Hals, besonders bei Strumen oder Inzision einer Mundbogenphlegmone geschieht. Man sollte deshalb auch Schulterstützen am Operationstisch so anbringen, daß jeglicher mechansiche Druck auf die seitlichen Halspartien vermieden wird.

Der ***Plexus coeliacus*** befindet sich auf der Aorta in Höhe des Abgangs der Arteria coeliaca. Der durch ihn bedingte Reflex ist sympathischer Natur. Er tritt am häufigsten bei Äthernarkose auf und zeigt sich in einem erheblichen Rückgang der Blutdruckamplitude, so daß man bei der Kontrolle des Blutdrucks während der Narkose eine plötzlich eingetretene Hypotension annimmt, wenn man nicht die Luft ganz langsam aus der Manschette entweichen läßt und genau hinhört. Der periphere Puls bleibt hier allgemein palpabel. Seltener beobachtet man gleichzeitig Muskelspasmen, besonders der Bauchmuskulatur, oder einen reflektorischen Atemstillstand. Beides kann dem Operateur die Fortsetzung seiner Arbeit erschweren. Die Auslösung des Reflexes erfolgt durch Druck oder Zug am Plexus coeliacus selbst, oder an den von ihm versorgten Organen. Die Reflexreaktion wird gesteigert durch den Parasympathikus lähmende Substanzen, z. B. Atropin.

Husten kann zu jeder Zeit nach der Narkoseeinleitung auftreten, bis in das dritte Stadium hinein. Am häufigsten wird er durch zu hohe Konzentration des Narkotikums ausgelöst, besonders bei Äthernarkose und ganz besonders, wenn vorher schnell wirkende Barbitursäurepräparate als Basisnarkotikum gegeben wurden. Fremdkörper in der Trachea oder in den Bronchien, wie z. B. Schleim oder Blut können die Ursache sein. Er tritt aber auch beim Absaugen von Sekreten oder bei der Intubation in oberflächlicher Narkose auf. Der Husten nach Intubation ist mehr eine Erschütterung des Thorax. Ein eigentlicher Hustenstoß ist hier nicht mehr möglich, da die Stimmbänder wegen des liegenden Trachealtubus nicht geschlossen werden können.

Einen reflektorischen Atemstillstand kann man in allen Stufen der oberflächlichen Narkose beobachten. Er ist meist als Schutzmaßnahme des Körpers gegen eine unerträglich reizende Konzentration des Narkotikums zu werten, seltener als Begleiterscheinung einer Reizung des Plexus coeliacus. Auch bei Operationsbeginn, noch vor Erreichen einer ausreichenden Narkosetiefe, wird sein Auftreten beobachtet.

Bronchialkrampf. Dieser kann durch die Reizung der Nn. vagi hervorgerufen werden, wobei unter Verringerung des Atemaustausches das Exspirium verlängert und erschwert ist. Man beobachtet ihn am häufigsten während einer Narkosedurchführung mit parasympathikomimetischen Mitteln oder bei an Asthma leidenden Patienten.

Behandlungsvorschläge für die hier geschilderten Zustandsbilder werden später gegeben werden. (Siehe Seite 93.)

Methodik der modernen Narkose

Gasmesser

Um die Verwendung von hochwirksamen Gasen wie z. B. Cyclopropan mit größerer Sicherheit zu ermöglichen und gleichzeitig um schwache Gase wie Lachgas, die in ihrer Anwendung nur ein Minimum an Sauerstoff gestatten, verwenden zu können, auch um den Gaszufluß unter Kontrolle zu haben und kontinuierlich halten zu können, hat man Apparate mit sicher anzeigenden Durchströmungsmessern (Flowmetern) in Gebrauch genommen. Man hat für diese Zwecke die verschiedensten Manometertypen konstruiert.

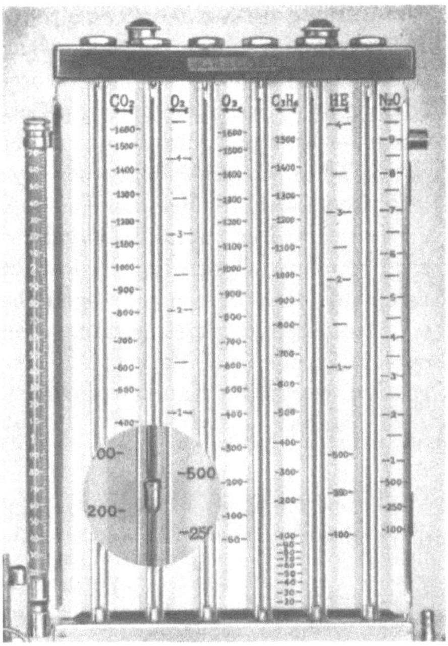

Abb. 1 Rotameter

Das Rotameter wurde erstmalig 1937 bei Gasnarkoseapparaten angewandt. Es besteht aus einer Spule, deren Kopf besonders geformte Kanäle trägt. Diese Spule rotiert in einem vertikal gestellten Glasrohr von konischer Form, das einen von der Basis nach oben zunehmenden Querschnitt besitzt und von dem Gasstrom passiert werden muß. Reibung entsteht hierbei praktisch nicht. Das Instrument zeigt bei Gebrauch in einwandfrei senkrechter Lage genaue Werte an. (s. Abb. 1).

Das Heidbrinck-Manometer besteht aus einem Kolben, der sich in einer besonders dafür konstruierten Kammer bewegt, durch welche die zu messende Gasmenge passiert. Das breite Ende des Kolbens reitet auf dem Gasstrom. Man liest ab, wenn sich der Kolben senkrecht in der graduierten Kammer hebt. Die Werte sind nicht ganz genau, es können aber Mengen von 50 bis 1500 ccm pro Minute gemessen werden. (s. Abb. 2).

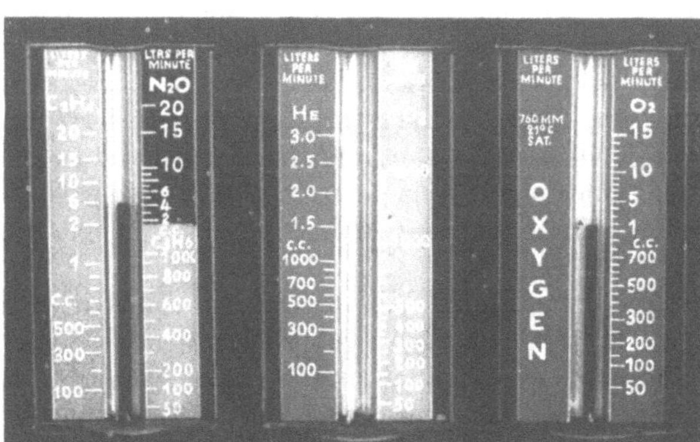

Abb. 2 Heidbrinck-Manometer

Das Wasserkompressions-Manometer ist auf dem Prinzip der Druckdifferenz aufgebaut, die sich in einer Kammer entwickelt, wenn das sie durchströmende Gas bei seinem Eintritt eine enge Pforte passieren muß. Diese Druckdifferenz nimmt mit zunehmender Gasmenge zu. Das Gas wird hier in eine enge Kammer geleitet, von der es nur durch eine Düse entweichen kann. Diese Kammer liegt über dem einen Schenkel einer mit Wasser gefüllten U-Röhre. Bei ansteigendem Gasdruck wird die Wassersäule komprimiert. Der zweite Schenkel des U-Rohres, die Hauptkammer, zeigt größere Dimensionen, deshalb wird hier bei Kompression der Wassersäule die anzeigende Spiegelhöhe nicht wesentlich verändert. Dieses Manometer ist relativ genau, wenn nicht die Düse durch Staub verstopft ist. In diesem Falle wird in Wirklichkeit weniger Gas, als angezeigt wird, durch die Kammer fließen[8]).

Manometer, die prozentuale Gemische anzeigen, sind zu unexakt, um zuverlässig zu sein.

Kombination der Mittel

Mit einem Apparat, der es ermöglicht, schnell von einer Methode oder einem Narkotikum zum andern überzuwechseln, ist es möglich, Methoden und Narkotika nach Wunsch zu kombinieren. Auf diese Weise kann man den Vorteil ausnützen, daß die einzelnen Narkotika auf verschiedenen Wegen unschädlich gemacht oder ausgeschieden werden. Wenn man auf ein bestimmtes Narkotikum angewiesen ist, um eine große Tiefe und eine lange Dauer der Narkose zu erreichen, wird man eine große Menge davon brauchen, und eine entsprechend lange Zeit ist zu deren Abbau und Ausscheidung erforderlich. Man kann jedoch die für die Narkose notwendige Barbitursäurederivatdosis weitgehend einschränken, wenn man von Anfang an ein Lachgassauerstoffgemisch zuführt und nur, wenn es die Operationssituation erfordert, eine kleine Dosis Barbitursäurederivat nachinjiziert. Es wird schon während der Zeit, in der man mit Spritzen aussetzt, abgebaut werden. Lachgas wird schnell durch die Lungen ausgeschieden. Auf diese Weise werden beide Narkotika etwa zu gleicher Zeit eliminiert, und der Patient wird kurz nach Beendigung der Narkose erwachen.

Ein Lachgassauerstoffgemisch kann mit den verschiedensten anderen Narkotika in ähnlicher Weise kombiniert werden. Mit Äther zusammen kann man es „im halbgeschlossenen System“ verwenden während Operationen, bei denen eine völlige Entspannung des Patienten nicht unbedingt notwendig ist. Der zur Narkoseeinleitung und während des ersten Teiles der Operation zur Muskelerschlaffung verwandte Äther wird zum Teil bei der Zufuhr relativ großer Lachgassauerstoffmengen im „halbgeschlossenen System" mit der Atemluft ausgeschieden. Eine geringe Ätherzufuhr gegen Ende der Operation für die Peritoneal- und Fasziennaht wird ausreichen, um dem Operateur ein entspanntes Operationsfeld zu sichern. Der Patient wird bei der in dieser Weise durchgeführten Narkose ein Minimum an Äther brauchen. An Stelle von Äther kann man Lachgassauerstoff auch zusammen mit Cyclopropan verwenden. Wenn Avertin als Basisnarkotikum gegeben wurde und man Lachgassauerstoff zum Fortführen der Narkose nimmt, wird das Gasgemisch in diesem Falle zum Hauptnarkotikum. Die „kombinierten Methoden" werden oft zu einer leichten und angenehmen Narkoseeinleitung gebraucht. Ebenso wie man Chloräthyl oder Divinyläther als Einleitung für eine Äthernarkose verwendet, kann man auch Stickoxydul-Sauerstoff als angenehmes Einschlafmittel vor Äther beim Erwachsenen nehmen. Avertin dagegen eignet sich besonders gut zur Einleitung einer Kindernarkose.

Eine großartige Bereicherung der Ausrüstung des Anästhesisten für die kombinierte Narkose stellt das Curare dar. Es ermöglicht eine Entspannung des Patienten schon in oberflächlichen Narkosestadien. Seine Verabreichung erfolgt intravenös in mehreren aufeinanderfolgenden kleinen Dosen so lange, bis die gewünschte Muskelerschlaffung eintritt. Curare kann mit jedem Narkotikum und in jeder Narkotikumkombination zusammen verwandt werden. Sein einziger Zweck ist, eine Lähmung der Muskulatur herbeizuführen, deren andernfalls bestehen bleibender Tonus die sichere Durchführung der Operation behindert. Curare selbst ist kein Anästhetikum. Eine ausführliche Besprechung der Droge folgt in einem späteren Abschnitt (s. S. 57).

CO_2 - Absorption

Die „geschlossene" und die „halbgeschlossene" Methode wären ohne die Entwicklung eines CO_2-„Absorbers" nicht durchführbar. Bekanntlich verteilt sich im „offenen System" das ausgeatmete Gas in der umgebenden Atmosphäre, genau wie beim nicht narkotisierten Menschen. Wenn man das System schließt, ohne das ausgeatmete CO_2 zu eliminieren, erfolgt dessen Anreicherung im Blut. Die daraus resultierende Wirkung zeigt sich zuerst im Ansteigen des Blutdruckes, in einer Tachykardie und in einer Hyperpnoe. Wenn man nicht eingreift, wäre ein zirkulatorischer Kollaps durch Erschöpfung und Überreizung in der ersten Phase der CO_2-Retention die Folge.

Kohlendioxyd kann auf chemischem Wege ausgeschaltet werden, wenn man die ausgeatmete Luft einen Alkali enthaltenden Behälter passieren läßt, in dem es in Carbonat umgewandelt wird. Zu Narkosezwecken wurden zwei Mischungen geschaffen, die zu einem großen Teil die Voraussetzungen erfüllen, die man an ein absorptionsfähiges Material stellen muß: ausreichende Härte, um die mechanische Abnutzung in einem Metallkanister zu überstehen, ohne daß das Granulat dabei zu Pulver zerfällt, wobei die einzelnen Granula durch ihre Form und Größe die größtmögliche Absorptionsoberfläche gewährleisten müssen. Als Absorptionsmasse wird am häufigsten der sogenannte „Natriumkalk“ verwandt, der sich aus 4—5% Natriumhydroxyd, aus Calciumhydroxyd und 2% Wasser zusammensetzt. Der Mischung wird zur Sicherung der gewünschten Härte ein geringer Anteil von Siliziumhydroxyd zugesetzt. Das Material ist, nachdem es vorher entsprechend zerkleinert und Granula von optimaler Größe durch Sieben gewonnen wurden, in luftdichten Behältern im Handel. Es werden zu Narkosezwecken nur solche Partikel verwandt, die die größtmögliche Absorptionsfläche bei gleichzeitig geringstem Widerstand gegen die Atmung bieten. Die 4:1-Mischung von Bariumhydroxyd und Calciumhydroxyd stellt eine weitere leistungsfähige Absorptionsmasse dar, den sogenannten „Barylime“. Sie wird in kleine zylindrische Stückchen gepreßt und gleichfalls in luftdichten Behältern abgegeben. Man beobachtet während der Narkose, daß ein solches Mittel bei seiner Verwendung heiß wird. Das ist darauf zurückzuführen, daß das CO_2 als Kohlensäure (H_2CO_3) in der feuchten Ausatmungsluft vorhanden ist, und als solches von der Absorbermasse unter gleichzeitigem Freiwerden von Wärme chemisch umgesetzt wird. Läßt man den Absorber nach Gebrauch einige Zeit ruhen, reaktiviert er sich bis zu einem gewissen Grade von selbst, denn Natrium und Barium haben eine größere Affinität zu Kohlensäure als Calcium. Zudem ist ihr kohlensaures Salz leichter löslich als Calciumcarbonat. Diese leichtlösliche Verbindung macht es möglich, daß Natrium- und Bariumkarbonat in das Zentrum der Granula vordringen, wo sie sich zu unlöslichem Calciumkarbonat umsetzen. Ihre entsprechenden Hydroxyde werden hierbei wieder frei, so daß sich der vorher geschilderte Prozeß wiederholen kann[2]).

$$H_2O + CO_2 \rightarrow H_2CO_3 + 2\,NaOH \rightarrow Na_2CO_3 + 2\,H_2O$$
$$Na_2CO_3 + Ca(OH)_2 \rightarrow 2\,NaOH — CaCO_3 \downarrow$$

Widerstand und toter Raum. Eine Erläuterung der Kohlendioxydabsorptionstechnik wäre unvollständig ohne Erklärung der Begriffe „Widerstand“ und „toter Raum“. Der Absorber setzt der Atmung nur dann übermäßigen Widerstand entgegen, wenn die verwendeten Granula sehr klein sind. Im „Pendelsystem“ ist der Widerstand gering, so daß man ihn außer acht lassen kann. Im „Kreissystem“, bedingt durch die Länge des Leitungssystems, ist er erheblich größer, weil durch die größere Oberfläche Reibung entstehen kann; auch die Ventile spielen hier eine Rolle. Klinisch ist er ohne Bedeutung und kann bei Kindern und schwächlichen Patienten durch aktive Mithilfe bei der Atmung mittels leichten Druckes auf den Gummiatembeutel am Ende der Einatmungsphase überwunden werden. Patienten mit tiefer Atmung und solche mit rascher Atmung (oder mit einer Kombination von beiden) müssen einen größeren Widerstand überwinden, der proportional der Abweichung vom Normalen an Größe zunimmt. Er ist aus der größeren Gasmenge, die in gleicher Zeiteinheit den Kanister durchströmt, zu erklären.

Unter dem Begriff „toter Raum" versteht man den Raum im Narkosesystem, der noch die ausgeatmeten Gase enthält, denen das CO_2 vor der Wiederatmung nicht entzogen ist. Bei beiden Methoden, dem „Pendelsystem" sowie dem „Kreissystem", ist besonders bei Verwendung eines Trachealtubus wenig toter Raum vorhanden. Lediglich, wenn beim Pendelsystem ein großer Kanister für Patienten mit geringem Atemvolumen, wie z. B. für Kinder eingeschaltet wird, gewinnt er Bedeutung. In einem solchen Fall dringt jeder Atemzug nur in oberflächliche Schichten der Absorbermasse ein, wobei diese weitgehend verbraucht wird unter gleichzeitiger Zunahme des toten Raumes. Um diese Fehler auszuschalten, stellt man heute für die Kindernarkosen Kanister von verschiedenen Größen her.

Ungebrauchte CO_2-Absorbermasse neigt zur Pulverabgabe, und zwar Natriumkalk leichter als Bariumkalk. Es muß deshalb darauf geachtet werden, daß beim „Pendelsystem" der Kanister vor dem Einschalten in das System jedesmal von beiden Enden aus ausreichend stark durchgeblasen wird, um etwa vorhandenen Staub zu entfernen. Das kann nicht genug betont werden, denn das entstandene Pulver reizt die Atemschleimhaut erheblich. Das Ausblasen vor jedem Gebrauch ist daher unbedingt erforderlich.

Endotracheale Narkose

Obwohl die Intubation vom Standpunkt ihrer Durchführung schon unter „Narkosemethoden" und „praktische Vorschläge zur Narkosedurchführung" besprochen worden ist, wird eine kurze Bemerkung auch an dieser Stelle angebracht sein; ist sie doch eine für Europa relativ neue Errungenschaft.

Die Idee dazu dürfte von TRENDELENBURG stammen, der bei einem Versuch, die Aspiration von Blut bei Operationen im Bereich der Mundhöhle zu verhindern, einen Tubus durch eine Tracheotomieöffnung einführte. Dieser Tubus war mit einer aufblasbaren Gummimanschette versehen, die einen dichten Sitz in der Trachea gewährleisten sollte. Um 1870 erfreute sich diese Methode großer Beliebtheit. In den achtziger Jahren entwickelte WILLIAM MACEWEN in Glasgow die perorale endotracheale Intubation. Er bediente sich ihrer, ähnlich wie schon vorher TRENDELENBURG, bei Operationen im Bereich von Mund und Nase. Er führte die Intubation auf dem Wege über die Nase erfolgreich durch. Anscheinend befriedigte ihn diese Methode aber nicht, er gab sie in seinen späteren Veröffentlichungen wieder auf. Der Kasseler Chirurg FRANZ KUHN experimentierte um 1900 und in den darauf folgenden Jahren gleichfalls mit dieser Methode. Er erkannte dabei sehr wohl die noch ungeklärten Probleme, die zu lösen er beitrug. Vielleicht hätte KUHN leichter Anerkennung gefunden, wenn er die Notwendigkeit erkannt hätte, den „toten Raum“ auszuschalten. (Siehe unter CO_2-Absorption). Die meisten seiner Experimente wurden an Tieren durchgeführt. Es war für die Entwicklung dieser Methode ungünstig, daß sie damals nicht am Menschen erprobt wurde. Die allgemeine Einführung der endotrachealen Narkose war erst möglich, als nach 1910 durch CHEVALIER JACKSON und andere Autoren die direkte Laryngoskopie vervollkommnet worden war. Ihre wirkliche praktische Verwertbarkeit war erst Ende der zwanziger Jahre als Ergebnis eines zunehmenden Interesses für die Thoraxchirurgie und durch die Entwicklung eines brauchbaren CO_2-Absorbers durch WATERS in Wisconsin gegeben. WATERS und seine Mitarbeiter griffen die Idee der aufblasbaren Manschette, wie sie durch TRENDELENBURG und später durch EISENMENGER angegeben wurde, wieder auf. Das „geschlossene System“ war nun möglich geworden. Dieses System, wie es bei der endotrachealen Narkose seine Verwendung findet, ist eine einfache Lösung vieler Probleme in der Thoraxchirurgie. Wenn der Thoraxraum geöffnet ist und man den Kranken auf seine gesunde Seite gelagert hat, ist die normale Atmung unmöglich. Es ist deshalb unbedingt erforderlich, den Lungenalveolen ausreichende Sauerstoffmengen zuzuführen, da der Patient diese schwere Belastung sonst nicht länger als etwa drei Stunden aushalten kann. Nach Einführung eines Tubus erlaubt es das „geschlossene System“, die Lunge der erkrankten, eröffneten Seite zu beatmen, auch ohne Vorhandensein eines negativen Druckes im Thoraxraum, der sonst die normale Einatmung gewährleistet. Auch die gesunde Seite, die durch die Art der Lagerung behindert ist, wird auf diese Weise ausreichend belüftet. Als Folgeerscheinung dieser Seitenlagerung kommt es zu einer Verkleinerung des intrathorakalen Raumes, mitbedingt durch die Verlagerung des Mediastinums zur gesunden Seite hin. Die dem Normalzustand angenäherte

Atemfrequenz garantiert eine ungestörte Beweglichkeit im Operationsfeld. Sie verringert die stoßweise auftretenden Kontraktionen des Zwerchfells, durch welche der Organismus vergeblich versucht, die Lunge der eröffneten Seite auszudehnen. Daneben erlaubt ein liegender Trachealtubus das leichte Absaugen von Sekreten, die sich besonders während einer Lungenoperation ansammeln. Die Intubation des Hauptbronchus der gesunden Seite oder dessen Blockieren auf der erkrankten Seite kann die Aspiration von Eiter, wie man ihn bei Bronchiektasen oder beim Lungenabszeß findet, in gesundes Lungengewebe verhindern. Der rhythmisch ausgeübte positive Druck der künstlichen Beatmung dient auch dazu, die Exsudation von Ödemflüssigkeit durch die Alveolarwände zu vermindern[9]). Die bereits gebildete Flüssigkeit wird hierbei in die Lymphkanäle gepreßt, von denen sie dann aus dem Lungengewebe fortgeleitet wird. Das ist in der Lungenchirurgie, bei der eine ausgesprochene Ödemneigung besteht, von allergrößter Wichtigkeit.

Die Probleme der Narkose in der Thoraxchirurgie sind zu vielseitig, als daß sie mit Hilfe der Endotrachealnarkose allein zu lösen wären. Aber die Intubation mit nachfolgender kontrollierter Atmung spielt eine große Rolle, da sie physiologischen Atemaustausch und damit das Wohlbefinden des Patienten während der Operation gewährleistet.

Nachdem man die endotracheale Technik für die Thoraxchirurgie auf einen brauchbaren Stand gebracht hatte, zeigte es sich, daß sie auch in vielen anderen Fällen ihre Anwendung finden konnte. Man kann allgemein sagen, daß die Intubation bei solchen Patienten indiziert ist, deren physiologischer Zustand auch kurzdauernde Sauerstoffmangelzustände nicht erlaubt, oder bei jenen, die voraussichtlich nur eine ganz leichte Narkose vertragen. Eine weitere Gruppe von Kranken, für die sich die endotracheale Narkose als zweckmäßig erweist, sind Patienten mit einem vorhandenen oder während der Narkose zu befürchtenden Atemhindernis[10]) [11]).

Die ausführlichere Besprechung der Intubationsindikationen soll an anderer Stelle erfolgen.

Künstliche Wiederbelebung

bei Atemstillstand

Das Betätigungsfeld des Narkosespezialisten hat sich erweitert. Es schließt die verschiedensten therapeutischen Maßnahmen ein, für die der Narkosearzt durch sein Wissen um Atmungs- und Herzphysiologie und durch seine Erfahrung in der Behandlung der sich unter pathologischen Umständen ergebenden Probleme geeignet ist. Hierzu gehören Fälle von Atemlähmung, die man häufig intubieren und künstlich beatmen muß, bevor man sie in die „eiserne Lunge" bettet. Ferner gehören hierher Tetanusfälle und schließlich alle Patienten mit Atemstörungen. Auch die künstliche Wiederbelebung wird mehr und mehr in sein Gebiet hineingenommen. Manuelle Methoden der künstlichen Atmung gewährleisten einen nur ungenügenden Atemaustausch (etwa 75 ccm Respirationsluft[5])). Sie sind deshalb nur als Notbehandlung, für den Fall, daß kein Sauerstoff zur Hand ist, anzusehen und sollten möglichst bald durch wirksamere Methoden ersetzt werden. Die künstliche Beatmung der Lungen mit Sauerstoff unter Zuhilfenahme des geschlossenen Systems (siehe „Narkosemethoden"), wenn möglich auf dem Wege über einen eingeführten Trachealtubus, ist eine schnelle und sichere Methode. Sie ist gegebenenfalls auch ohne Tubus durchführbar, im Notfall auch ohne Apparat. Man wird hier nur mit dichtsitzender Maske, an die ein gefüllter Sauerstoffbeutel angeschlossen ist, atmen und zum Abführen des überschüssigen CO_2 den Beutel in Abständen entleeren und erneut mit Sauerstoff füllen. Diese Atmung ist solange durchzuführen, bis man entweder eine vollwertige künstliche Atmung in Gang gesetzt hat, oder der Patient wieder in der Lage ist, selbst zu atmen.

bei Herzstillstand

Eine andere Form der Wiederbelebung, die der Anästhesist kennen lernte, ist die Herzmassage bei akutem Herzstillstand. Es kommen hierfür verschiedene Ursachen in Betracht. Während einer Narkose ist der häufigste Grund der einer Überdosierung des Narkotikums. Obwohl es im allgemeinen aus Unachtsamkeit geschieht, kann bei Äthergebrauch bei Patienten mit nicht erkanntem Myokardschaden während der Narkoseeinleitung einmal ein solcher Zustand eintreten. In einem solchen Falle sollte ebenso die Herzmassage angewendet werden wie auch dann, wenn aus irgend einem anderen Grunde ein Herzstillstand eingetreten ist.

Die folgende Zusammenstellung bringt einen kurzen Überblick über die vorkommenden Ursachen:

a) durch chemische Ursachen

Überdosierung von Narkotizis oder Überempfindlichkeit gegen diese (meist während der Einleitung auftretend).

Sauerstoffmangel, sei es zufolge einer Verlegung der Luftwege, sei es, daß dem Patienten zu wenig Sauerstoff für die Einatmung zur Verfügung steht, sei es zufolge einer Atemlähmung als Folge einer zu tiefen Narkose oder zufolge Curare oder bei Spinalanästhesie, wenn sie so hoch angelegt ist, daß auf eine künstliche Unterstützung der Atmung nicht verzichtet werden darf.

b) durch Reflexe.

Vago-vagaler Reflex. Er findet sich bei Einführung des Trachealtubus in oberflächlicher Narkose, kann aber auch während des Absaugens von Sekret aus dem Bronchialsystem auftreten. Am häufigsten wird er bei gleichzeitiger Verwendung solcher Anästhetika beobachtet, die cholinergisch sind und die Reflexauslösbarkeit des parasympathischen Systems steigern. Auch bei Lageveränderungen des Patienten während der Narkose, besonders bei Seitenlagerung und bei Manipulationen an der Thoraxwand, meist während des Präparierens des Rippenperiosts, kann er beobachtet werden.

Manipulation am Herzen oder am Perikard oder Zug am Mediastinum, der eine Verlagerung des Herzens oder der großen Gefäße zur Folge hat. Solche Fälle werden natürlich nur in der Herz- und Lungenchirurgie beobachtet. Da hier der Thoraxraum bereits eröffnet ist, läßt sich eine Herzmassage leicht ausführen.

DRIPPS[12]) und andere Autoren formulieren ihren Standpunkt bei dem Verdacht auf einen Herzstillstand folgendermaßen: „Die Eröffnung des Thoraxraumes ist die allein entscheidende diagnostische Maßnahme. Wenn das Herz still steht oder die Ventrikel fibrilläre Zuckungen zeigen, kann man kostbare Minuten sparen, wenn man die prinzipielle Einstellung hat, zur Diagnosestellung schnell den Thoraxraum zu öffnen. Wenn es sich dabei herausstellt, daß das Herz noch schwach schlägt, hat man wenig geschadet".

Die rasche Eröffnung des Thoraxraumes kann durch einen Querschnitt im linken vierten Interkostalraum unter Durchtrennung der Rippenknorpel IV und V erfolgen. Eile ist von größter Wichtigkeit. Die Asepsis kommt erst in zweiter Linie. Man komprimiert das Herz zwanzig bis vierzigmal in der Minute, je nachdem, wie es sich zwischen den einzelnen Kompressionen füllt. Diese Maßnahme hat natürlich wenig Wert, wenn man nicht gleichzeitig die Atmung mit fast reinem Sauerstoff künstlich aufrecht erhält. Um eine bessere Durchblutung der Herzkranzgefäße zu erreichen, kann man hier auch die Aorta jenseits von deren Abgangsstelle kurzdauernd komprimieren. Wird die Herzmassage während einer Thoraxoperation notwendig, so hat man hier einen weiteren Zugang zur Aorta, so daß es möglich ist, jenseits der Abgangsstelle der Arteria carotis sinistra für eine gewisse Zeit eine Gefäßklemme anzulegen, so daß neben den Koronargefäßen auch das Gehirn an der durch die Herzmassage geschaffenen Zirkulation teilhaben kann.

bei Herzflimmern

Ist der Versuch, einen normalen Rhythmus wiederherzustellen, erfolglos, so hat das Herz wahrscheinlich geflimmert. Es ist zweckmäßig, vorher diese Zuckungen zu beseitigen. WIGGERS[13]) empfiehlt dazu speziell konstruierte Elektroden, die einen Strom von bestimmter Stärke in bestimmten Intervallen abgeben. Auch Erfolge durch scharfen Zug am Perikard und durch intraventrikuläre Injektionen von Kalium, um das Herz zu stoppen, mit nachfolgender Kalziumgabe, um den Effekt des Kaliums aufzuheben, sind beschrieben worden. Eine allgemein gültige Therapie konnte bisher noch nicht gefunden werden. Wenn allerdings die Anoxie des Herzmuskels zu lange besteht, wird sich das Organ nicht mehr erholen.

Analeptika bei Sauerstoffmangel

Einem Herzstillstand folgt notwendigerweise Sauerstoffmangel. Man ist heute allgemein der Ansicht, daß Analeptika wie Coffein, Coramin, Metrazol, Strychnin, etc. bei Bestehen von Anoxämie wenig Aussicht auf Erfolg haben. Die Reizschwelle des Atemzentrums ist infolge des Sauerstoffmangels heraufgesetzt. Die genannten Medikamente führen nur zu einer weiteren Verschlimmerung dieses Zustandes. Es gibt kein Mittel, das Atemzentrum anzuregen, wenn einmal diese kritische Situation eingetreten ist. Wenn sie sich anbahnt, wird die Forderung nach ausreichender Sauerstoffzufuhr nur um so dringlicher. Wenn schon verminderte Versorgung besteht, wird Sauerstoffmangel durch anregende Mittel noch gesteigert[5])[14]). Dasselbe gilt auch für die Anwendung von Suprarenin. Es gibt eine Schule, die glaubt, daß man es in solchem Fall nicht verwenden sollte, obwohl es ein Stimulans für die Herzkontraktion ist und häufig auch kräftige Kontraktionen bewirkt. Es wird dem entgegen gehalten, daß es, wie die Analeptika, den Sauerstoffverbrauch steigert. Es beschleunigt daneben die atrio-ventrikuläre Überleitungszeit und kann Herzflimmern hervorrufen, falls dies nicht schon vorhanden ist. Entschließt man sich dennoch, Suprarenin anzuwenden, so empfiehlt es sich, kleine Dosen zu nehmen: 0,1 ccm einer 1:1000 Lösung, das heißt

0,1 mg. Man kann die Injektion entweder in den Herzmuskel selbst vornehmen, wenn dieser der Injektion zugänglich ist (HYMAN[15]) und MAUTZ[16])) oder man injiziert in den rechten Ventrikel (HARKEN[17]) usw.) oder in den Vorhof wie DRIPPS[12]) u. a. Hierbei ist die Gefahr, Herzflimmern auszulösen, wesentlich geringer.

Schrifttum

1. CECIL K. DRINKER, Pulmonary Edema and Inflammation, Harvard University Press Cambridge, Mass. 1947
2. JOHN ADRIANI, The Chemistry of Anaesthesia, Charles C. Thomas Co., Springfield, Ill., 1946
3. CHARLES L. BURSTEIN, Fundamental Considerations in Anaesthesia, The MacMillan Co., New York City, 1949
4. KURTZ, BENNETT and SHAPIRO, EKG Studies During Surgical Anaesthesia, Journal of the American Medical Association, H. 106, S. 434, 1936
5. WIGGIN, SAUNDERS and SMALL, Resuscitation, New England Journal of Medicine H. 241, September 8th and 15th, 1949
6. V. J. COLLINS, Anaesthetic Management of the Cardiac Patient, Yale Journal of Biology and Medicine, H. 19, S. 979, July 1947
7. REID and BRACE, Irritation of the Respiratory Tract and its Reflex Effect on the Heart, Surgery, Gynecology and Obstetrics, H. 70, S. 157, Febr. 1947
8. R. R. MACINTOSH and WILLIAM W. MUSHIN, Physics for the Anaesthetist, Charles C. Thomas Co., Springfield, Ill., 1947
9. WARREN and DRINKER, The Flow of Lymph from the Lungs of the Dog, American Journal of Physiology, H. 136, S. 207, 1942
10. NOEL A. GILLESPIE, Endotracheal Anaesthesia, University of Wisconsin Press, Madison, Wisc., 1948
11. J. B. DILLON, Anaesthesia for the Aged, Journal of the American Medical Association, H. 135, S. 977, December 13th, 1947
12. DRIPPS, KIRBY, JOHNSON and ERB, Cardiac Recuscitation, American Journal of Surgery, H. 127, S. 592, 1948
13. C. J. WIGGERS, The Physiologic Basis for Cardiac Resuscitation from Ventricular Fibrillation, American Heart Journal, H. 20, S. 413, 1940
14. MOUSEL, STUBBS and KREISELMAN, Anaesthetic Complications Anaesthesiology, H. 7, S. 69, 1946
15. A. S. HYMEN, Archives of Internal Medicine, H. 46, S. 553, 1930
16. F. R. MAUTZ, Journal of Thoracic Surgery, H. 5, S. 612, 1936
17. HARKEN and NORMAN, Control of Cardiac Arrhythmias during Surgery, New England Society of Anaesthesiology Transactions, September 1948

II. Narkosemethoden

Methodik

Die Allgemeinnarkose mittels Inhalation kann entweder mit offenem oder mit geschlossenem System durchgeführt werden. Jedes dieser Systeme hat Varianten. Man kann beide mit oder ohne Trachealtubus durchführen.

Offenes System

Offene Tropfnarkose: Auf eine mit Mull bespannte Narkosenmaske wird das Narkotikum aufgetropft. Der Patient atmet den entstehenden Dampf, der sich an der Maskeninnenfläche sammelt, ein.

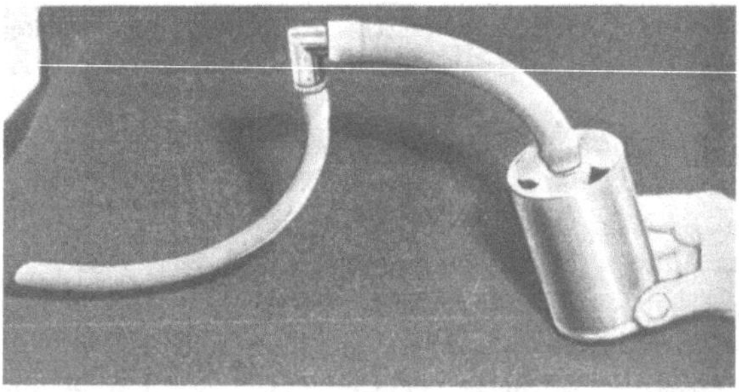

Abb. 3. FLAGG'sche Büchse, die an einem Tubus angeschlossen ist. (Es handelt sich dabei um einen gewöhnlichen Ätherbehälter mit Gummischlauch)

FLAGG'sche Büchse: Die angegebene Büchse (s. Abb. 3) wird zu einem Teil mit flüssigem Narkotikum (Äther) gefüllt. Die sich über dem Flüssigkeitsspiegel bildenden Dämpfe werden auf dem Weg über einen Tubus eingeatmet.

Insufflation: Ein gas- oder dampfförmiges Agens wird unter Druck in die Atemregion eingeblasen.

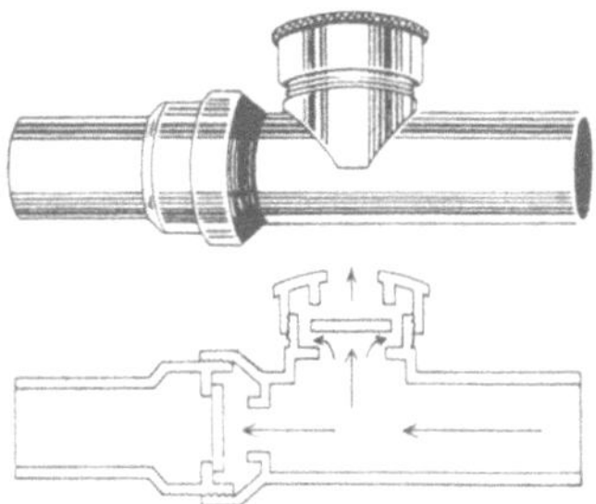

Abb. 4. DIGBY-LEIGH'sche Ventile. Die Pfeile demonstrieren den Weg der ausgeatmeten Luft. Das Ventil liegt zwischen dem Patienten und dem Beutel.

Halboffenes System

Beim halboffenen System werden die ausgeatmeten Gase durch ein sich auf niedrigen Druck hin öffnendes Ventil in die umgebende Atmosphäre abgegeben. Das Wiedereinatmen der Ausatmungsgase wird durch ein geschlossenes Ventil wie z. B. das DIGBY-LEIGH'sche (s. Abb. 4) oder durch hohen Druck des dem Patienten zur Weiteratmung zugeführten Gasgemisches verhindert.

Halbgeschlossenes System

Ein gewisser Prozentsatz der Ausatmungsluft entweicht hier durch ein sich auf niedrigen Druck hin öffnendes Ventil, während der restliche Teil in den teilgefüllten Gasbeutel zurückströmt.

Geschlossenes System

Hier werden alle Ausatmungsgase im System zurückbehalten. Sowohl das „halbgeschlossene" als auch das „geschlossene" System können als „Kreissystem" oder als „Pendelsystem" arbeiten.

Kreissystem. Das Gasgemisch fließt in einen Beutel ein und wird auf dem Wege über einen Zuleitungsschlauch eingeatmet, während die Ausatmungsluft durch ein Ventil in einen zweiten Schlauch eingeleitet und zum Gasbeutel zurückgeführt wird (s. Abb. 5).

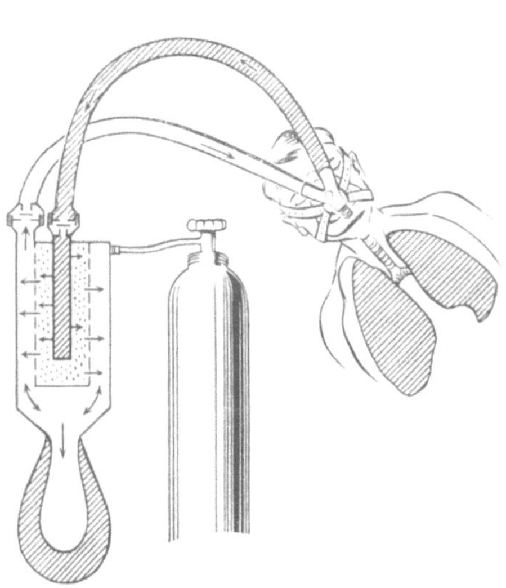

Abb. 5. Prinzip des Kreissystems. Die Pfeile zeigen den Weg der Luft durch den Kanister an. Durch Ventile wird der Luftstrom immer in eine Richtung eingeleitet.

Pendelsystem. Die Ein- und Ausatmungsluft pendelt hier zwischen dem Patienten und dem Gasbeutel hin und her (s. Abb. 6).

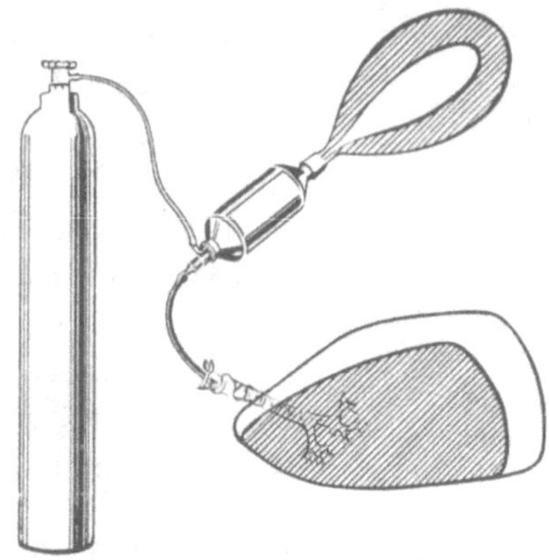

Abb. 6. Prinzip des Pendelsystems, hier mit Tubus gezeigt. Die pendelnde Ein- und Ausatmungsluft zwischen der Lunge des Patienten und dem Gasbeutel ist durch die Schraffierung demonstriert.

Indikationsstellung

Offenes System

Vorteil: Die Durchführung ist einfach und erfordert kein mechanisches Verständnis. Nachteile: Die Beatmung des Patienten unter Zuhilfenahme von Druck ist nicht möglich. Die für die Durchführung der Narkose benötigten Narkotikummengen sind groß. Hierdurch wird die Kontrollierbarkeit der Narkosetiefe beeinträchtigt. Bei Verwendung eines brennbaren und explosiven Narkotikums besteht außerdem, als Folge der Ansammlung der entstandenen Dämpfe im Raum, die Gefahr der Explosion.

Offene Tropfmethode. In der Hand des Nichtspezialisten ist die offene Tropfmethode noch immer die sicherste. Ausgenommen hiervon ist allein die Thoraxchirurgie. Nützlich ist ihre Anwendung bei Erkrankungen, die mit erhöhtem Grundumsatz und folglich mit erhöhter CO_2-Bildung einhergehen, wie z. B. bei Fieberzuständen oder bei Leukämie.

Die offene Tropfmethode ist oft die Methode der Wahl bei Kindern, deren Grundumsatz hoch ist, und arbeitet ohne Atmungswiderstand. Die Einleitung wirkt infolge ihrer Einfachheit weniger beängstigend.

Flagg'sche Büchse. Eine sehr brauchbare offene Methode für Eingriffe im Bereich des Mundes und des Halses, bei der der Anästhesist im Operationsgebiet nicht stört.

Insufflation. Diese Methode wird mit Vorteil bei Kindernarkosen und bei der Narkose alter und schwächlicher Patienten angewandt. Es wird jedoch hier, da das Gas nur in geringem Ausmaß ausgenutzt werden kann, eine große Menge Narkotikum zur Durchführung benötigt. Bei zu großem Gaszustrom wird die CO_2-Menge im Bereich des Nasopharyngealraumes, der normalerweise den toten Raum enthält, so erheblich vermindert, daß eine Atemstörung durch Absinken des CO_2-Spiegels im Blute eintreten kann. Übersteigt der bei der Insufflation angewandte Druck den der Ausatmungsgase, wird die Ausatmung erheblich gestört. Es kann hierbei auch einmal zur Entstehung einer Magendilatation kommen.

Halboffenes System

Die Indikationsstellung ist hier die gleiche wie bei der Insufflation. Ihre Anwendung kann auch als Narkoseeinleitung erfolgen. Einer der Vorteile der Insufflation wird hier jedoch aufgegeben — das Gesicht kann infolge der Notwendigkeit, eine Maske verwenden zu müssen, nicht freigehalten werden. Das Risiko, eine Änderung des CO_2-Spiegels hervorzurufen, besteht hier nicht.

Halbgeschlossenes System

Dieses macht eine künstliche CO_2-Absorption erforderlich. Es ist sehr zu empfehlen bei der Anwendung von Lachgas, bei der eine Mischung des Gases mit mindestens 20% Sauerstoff die Narkose über lange Zeit hin gefahrlos ermöglicht. Es erfolgt hier ein regelmäßiger Zustrom von Gasgemisch aus den Gasflaschen in den Beutel. Es hat gegenüber dem geschlossenen System den Vorteil, daß die Gaskonzentration immer die gleiche ist. Im geschlossenen System wird dagegen bei gleichbleibendem Gaszustrom (20:80) der Sauerstoff verbraucht, während das Lachgas unverändert in den laufend mit Narkosegemisch beschickten Atembeutel zurückfließt. Die Lachgasmenge wird hierbei im Verhältnis zu der des Sauerstoffes so zunehmen, daß die für die Atmung notwendigen 20% Sauerstoff nicht mehr verfügbar sind. Ein anderer Vorteil besteht darin, daß der Stickstoff infolge des verschiedenen partiellen Druckes ausgeschieden und von Lachgas ersetzt wird. Auf diese Weise wird die Wirkung des Lachgases weitgehendst erreicht.

Geschlossenes System

Dieses erfordert gleichfalls eine CO_2-Absorption. Es gelangt bei solchen Fällen zur Anwendung, bei denen eine Beatmung des Patienten oder eine Mithilfe bei der Atmung durch Druck erforderlich ist. Gleichzeitig hat es den Vorteil, daß das angewandte Narkotikum im System bleibt und dadurch einerseits im Verbrauch sparsamer ist, andererseits gelangt es nicht in den Operationssaal, und die Explosionsgefahr wird somit in großem Maße vermindert. Man kann das geschlossene System auch für Lachgasnarkosen verwenden. Es ist nur darauf zu achten, daß dauernd mindestens 50% Sauerstoff aus der Flasche zuströmen, um die für den Kranken notwendige Sauerstoffmenge zu sichern. Denn man ist bei Anwendung dieses Systems nicht in der Lage (s. oben), die Gaskonzentration im Beutel zu beurteilen. Man sollte deshalb den Gasbeutel in Abständen leeren und frisches Gasgemisch einlaufen lassen, oder bei offenem Sauerstoffzustrom Stickoxydul nur von Zeit zu Zeit nach Bedarf einfüllen.

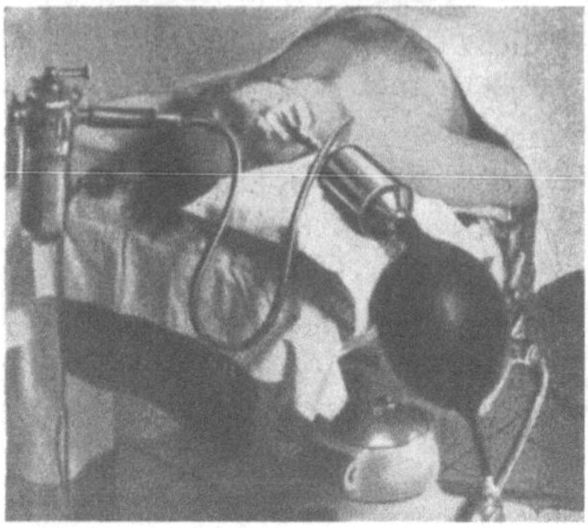

Abb. 7. Intubierter Patient an einem Pendelsystem angeschlossen. Ein Kissen stützt den Kanister etc.

Pendel- und Kreissystem

Die Entscheidung darüber, welche Methode im speziellen Falle anzuwenden ist, bleibt dem Anästhesisten überlassen. Die CO_2-Absorption ist bei beiden Systemen gleichwertig. Wenn eine Beatmung des Patienten über längere Zeit hin erforderlich ist, wird das Pendelsystem vom Anästhesisten selbst als angenehmer empfunden, da der Gasbeutel hier auf dem Operationstisch nahe dem Kopf des Patienten liegt. Das Kreissystem setzt im Gegensatz zum Pendelsystem wegen seines langen ziehharmonikaartigen Schlauchsystems der Atmung größeren Widerstand entgegen, der allerdings durch Mitbeatmung (passive Beatmung) weitgehend ausgeschaltet werden kann. Der Absorber des Pendelsystems steht direkt mit den Luftwegen des Patienten in Verbindung. Die eingeatmeten Gase können in der kurzen Zeitspanne zwischen Aus- und Einatmung nicht abkühlen. Es ist deshalb beim Pendelsystem darauf zu achten, daß der Kanister, sobald er in seiner Gesamtheit heiß wird, ausgewechselt wird. Nach seiner Abkühlung kann er wieder in Gebrauch genommen werden (s. Abb. 7 und 8).

Technik der endotrachealen Narkose

Bei der endotrachealen Narkose werden die Gase auf direktem Wege über einen Tubus oder Katheter, der durch den Kehlkopf in die obere Trachea eingeführt wird, in den Respirationstraktus geleitet. Das proximale Ende des Tubus ragt aus Mund oder Nase hervor und wird mit Hilfe eines Metallzwischenstückes an den Narkoseapparat angeschlossen.

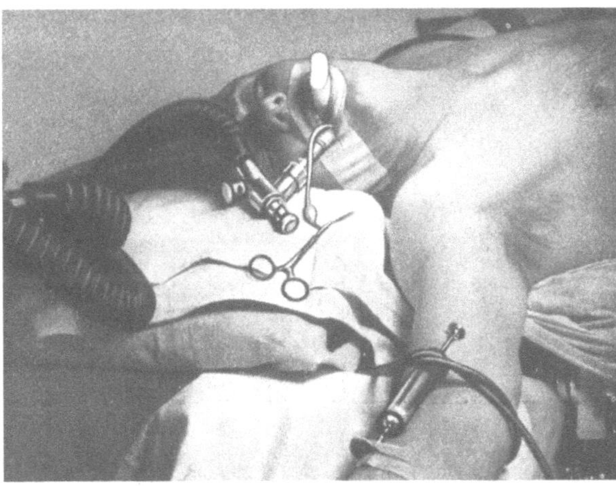

Abb. 8. Intubierter Patient mit Mullbinde als Mundsperrer. Der Tubus wird — wie im Text beschrieben — auf dem Gesicht befestigt. Die Zwischenstücke sind durch ein Kissen gestützt. Die aufgeblasene Manschette ist durch eine Klemme geschlossen. Die Kanüle der Spritze ist umgekehrt in die Vene eingeführt, so daß der Narkotiseur vom Kopfende des Tisches aus gegebenenfalls sofort injizieren kann.

Intubations-Instrumentarium

Trachealtubi: Die Tubi werden in verschiedenen Größen passend für Patienten aller Altersstufen hergestellt. Ihr Querschnitt ist so groß wie möglich gehalten. Die Wandstärke ist so beschaffen, daß ein Kollabieren des Gummirohres während des Gebrauches nicht eintreten kann. Die Tubusaußenfläche ist glatt. Das tracheale Ende ist leicht abgeschrägt, während das orale meist mit einem Metallansatzstück versehen ist, durch das der Tubus dem Narkosesystem angeschlossen werden kann. Die Länge der Tubi ist so gewählt, daß bei sicherer Fixationsmöglichkeit am Narkoseapparat möglichst wenig „toter

Raum" entsteht. Der Tubus zeigt im allgemeinen eine leichte Krümmung, die seine Einführung in die Trachea erleichtern soll. Neben geraden Gummitubi, die mit Hilfe eines gebogenen Mandrin eingeführt werden, den man, wenn der Tubus liegt, entfernt, gibt es auch Seidengespinsttubi, die, in warmem Wasser angewärmt, biegsam werden und sich so leicht einführen lassen. Das Herstellungsmaterial ist entweder Gummi oder ein Plastikmaterial, Portex genannt, oder ein Seidengespinstschlauch, der in eine plastische Masse eingebettet wird. Daneben gibt es auch Metall- und Drahtspiraltubi. Die letzteren sind mit einem Gummifilm überzogen. Jede dieser Typen, die konstruiert wurden, um ein spezielles technisches Problem zu lösen, hat ihre Anhänger (s. Abb. 9).

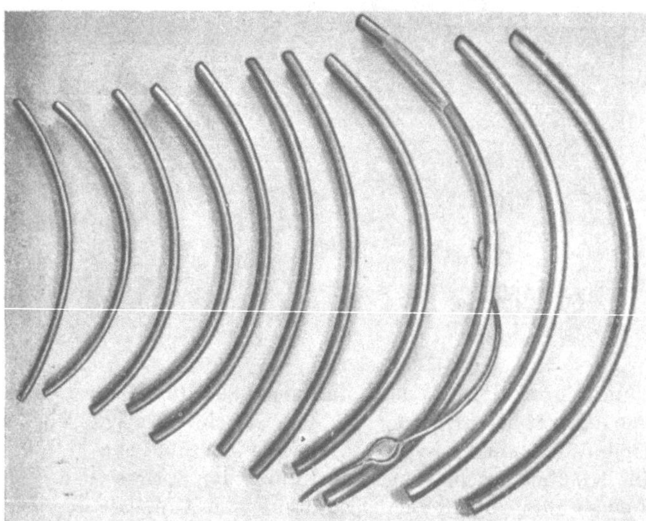

Abb. 9. Tubi in verschiedener Größe. Einer ist mit einer aufblasbaren Gummimanschette versehen.

Die nasale Intubation erfordert einen längeren Tubus als die orale. Der Tubus muß hier auch weiter und stärker gekrümmt sein. Die Tubi, die man zur endobronchialen Intubation verwendet, sind ebenfalls länger, um das Einführen in den gewünschten Bronchus erreichen zu können.

Laryngoskope: Sie sind nach den Angaben verschiedener Autoren gebaut. Sie haben die Aufgabe, den Larynx während der Intubation übersichtlich darzustellen und zu fixieren. Sie bestehen aus einem

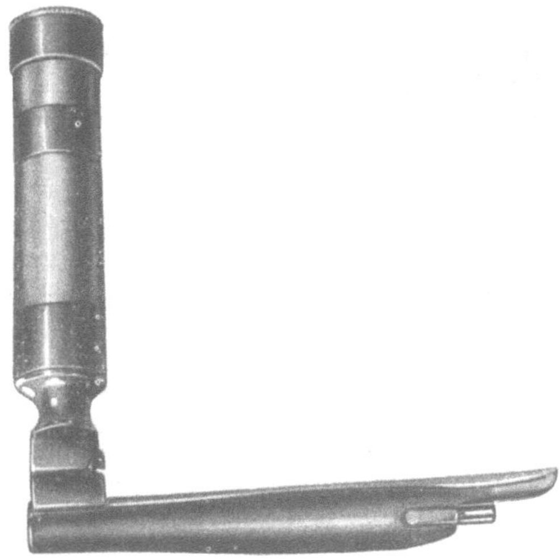

Abb. 10. Laryngoskop mit WISCONSIN-Spekulum

Spekulum, das in einem bestimmten Winkel zum Handgriff steht, und sind mit einem Beleuchtungssystem ausgerüstet. Die Lichtquelle dazu ist in das Spekulum eingelassen, die Trockenbatterie findet sich bei den heute gebräuchlichen Instrumenten im Handgriff. Das Spekulum wird in die rechte Mundseite eingesetzt, die Zunge wird bei seinem Vorschieben nach links verlagert, so daß die Spitze des Instrumentes auf

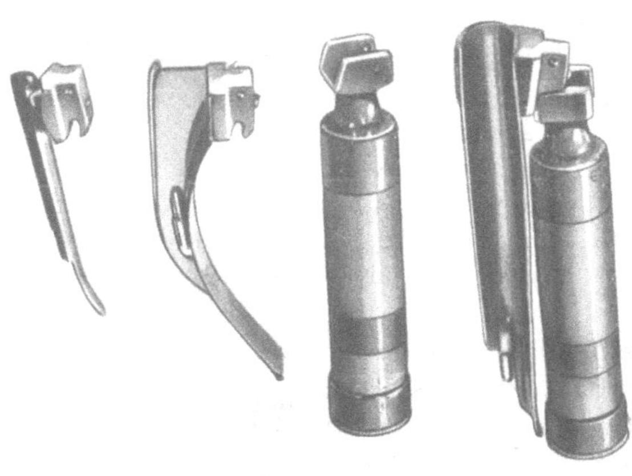

a b c

Abb. 11. Laryngoskop, das mit verschiedenen Spekulis versehen werden kann. a) für Kinder, b) nach MAC INTOSH, c) nach GUEDEL

dem Zungengrund vor der Epiglottis liegt, wie z. B. bei dem gekrümmten Mac Intosh-Laryngoskop. Bei anderen Geräten dagegen überdeckt die Spitze des Instrumentes den Kehldeckel. Nachdem man das Instrument in dieser Weise eingeführt hat, hebt man den Handgriff unter leichtem Zug aufwärts nach oben und etwas in Richtung zum Fußende des Tisches. Wenn das Spekulum in die richtige Lage kommt, gelangt unter weiterer Eröffnung des Mundes der Larynx zur Darstellung. Die gebräuchlichen Laryngoskope sind zum Einführen mit der linken Hand bestimmt. Sie werden vom Kopfende des Tisches aus in die rechte Seite des entspannten, geöffneten Mundes des auf dem Rücken liegenden Patienten eingeführt (s. Abb. 10 u. 11).

Mandrin: Es handelt sich hier um einen biegsamen Draht mit stumpfem Ende, der nach Einführung in den Trachealtubus so gebogen wird, daß dieser eine für die Einführung in den Larynx günstige Krümmung erhält. Der Mandrin muß sicher fixiert sein, um nicht aus dem trachealen Ende des Tubus herausragen zu können. Nachdem der Tubus die Stimmbänder passiert hat, zieht man den Mandrin zurück. Er ist vor seinem Gebrauch gut einzuölen, da er sonst beim Zurückziehen haften bleiben kann.

Mundsperrer: Ein Rachentubus kann nach beendeter Intubation eingeführt werden. Den gleichen Zweck erfüllt auch eine Gazerolle oder jeder andere Mundsperrer. Es muß nur eine Bißkompression des eingeführten Trachealtubus verhindert werden, um eine Verlegung der Luftzufuhr zu vermeiden.

Fixation des liegenden Tubus. Der Tubus wird leicht herausgehustet oder herausgezogen, wenn man ihn nicht sicher fixiert. Seine Befestigung wird beim Erwachsenen am zweckmäßigsten mit einem 20—25 cm langen Heftpflasterstreifen von 5 cm Breite erreicht. Das Pflaster wird von einem Ende aus auf ein Drittel seiner Länge in vier Streifen eingerissen. Die beiden mittleren Streifen werden um das aus dem Mund bzw. aus der Nase ragende Tubusende kreuzweise geschlungen. Die beiden äußeren Streifen werden über der Ober- bzw. Unterlippe befestigt. Das ungeteilte Ende wird seitlich von Mund oder Nase auf der Wange befestigt. (s. Abb. 8).

Endotracheale Gummimanschette, Pharyngeale Tamponade· Beide Methoden werden angewandt, um den Kehlkopf nach der Intubation luftdicht abzuriegeln, oder wie man sagt, um das System zu schließen. Es soll hierdurch ein Entweichen des Gases entlang dem Tubus vermieden werden. Man streift zu diesem Zwecke eine aufblasbare Gummimanschette (Gummiballon) nahe dem trachealen Ende über den Tubus. Diese wird nach dem Einführen des Tubus vorsichtig so weit aufgeblasen, daß der Raum zwischen Tubus und Trachealwand ausgefüllt ist. Die Manschette darf die Tubusspitze nicht überragen, da sonst Verschlußgefahr besteht. Manschetten können entweder in den Tubus eingebaut sein, oder man kann sie aufsetzen und abnehmen. Beide Arten werden mittels eines ganz dünnen Katheters mit einer luftgefüllten Injektionsspritze unter steter Kontrolle aufgeblasen, bis das System dicht ist.

Bei zu starkem Aufblasen besteht die Gefahr, daß der gefüllte Ballon sich über die Tubusspitze wölbt und sie verschließt. Nach Aufblasen der Manschette ist das Katheterende mit einer Klemme abzuschließen. Die Meinungen darüber, wie tief man die Tubi einführen soll, sind geteilt. Läßt man die Manschette zwischen beide Stimmbänder gelangen, wirkt sie für diese wie ein Luftkissen, das System wird auch ohne starkes Aufblasen dicht. GILLESPIE[1]) rät dazu, die Manschette gerade die Stimmbänder passieren zu lassen. Tieferes Einführen wird nicht empfohlen, um eine Sekretansammlung zwischen Manschette und Stimmbändern zu vermeiden.

Eine ähnliche Abdichtung kann man auch erreichen, wenn man einen feuchten Gazestreifen in Höhe der Eintrittsstelle des Tubus in den Larynx um den Tubus legt und mit dem Rest des Streifens den hinteren Pharyngealraum austamponiert. Diese Maßnahme schützt nicht in dem gleichen Maße vor einer Sekretaspiration wie die aufgeblasene Gummimanschette.

Indikation

Bei Fällen, die eine Kontrolle oder Kompensation ihrer Atmung benötigen, besonders bei Thoraxoperationen, bei Eingriffen an alten und schwächlichen Patienten und bei solchen mit außergewöhnlich hohem Grundumsatz oder geringen Herzreserven ist die endotracheale Narkose angebracht. Die künstliche Beatmung des Kranken durch Druck auf den Gasbeutel im geschlossenen System unter Benutzung einer Maske ist manchmal möglich. Jedoch kann der Druck, der zur Überwindung eines noch so leichten Atemhindernisses erforderlich ist, leicht einmal von einer Gasansammlung im Magen gefolgt sein.

Wenn eine Verlegung der Atemwege zu erwarten ist, vorher besteht, oder während der Operation eintritt und durch Anwendung anderer Mittel nicht behoben werden kann, ist die Indikation zur Intubation gegeben (z. B. bei Tumoren im Bereich des Respirationstraktes und bei Operationen, die in einer Lagerung ausgeführt werden müssen, bei der die Freihaltung der Luftwege während des Eingriffes ohne Tubus nicht sicher gewährleistet werden kann, auch bei

Patienten mit kurzem dicken Hals, oder wenn sich Eiter im Bronchialsystem findet, oder wenn Erbrechen zu erwarten ist, bzw. bei Ileus, erscheint sie angebracht).

Ihre Anwendung ist zweckmäßig bei allen Operationen im Bereich von Kopf und Hals. Das Operationsfeld ist hierbei zufolge des Aufbaus des Narkoseapparates nicht beengt.

Eine Kontraindikation besteht nach Ansicht mancher Autoren[2]) bei kleinen Kindern und bei Säuglingen. Der kindliche Larynx neigt zum Auftreten von Ödemen, und schon die geringste postoperative Schwellung kann von einer so hochgradigen Verlegung der Atemwege gefolgt sein, daß eine Tracheotomie notwendig werden kann. Auch hat ein der kindlichen Kehlkopfgröße angepaßter Tubus nach Abrechnung seiner Wandstärke ein so geringes Lumen, daß er oft eher ein Atemhindernis als eine Hilfe darstellt. In der Hand erfahrener Anästhesisten sind diese Schwierigkeiten zu umgehen.[2])

Noch eine Kontraindikation der Intubation besteht bei Erkrankungen oder Deformitäten des Schlundes oder des Kehlkopfes. Man sollte sich vor Augen halten, daß hier die Möglichkeit eines Traumas für die an sich schon anormal gebauten Organe besteht. Wenn aber die Intubation bei solchen Fällen aus einer anderen Indikation heraus angebracht erscheint, sollte diese Kontraindikation erst in zweiter Linie berücksichtigt werden.

Eine Intubation ist nicht ganz ohne Gefahren. Wenn man indikationslos intubiert, ohne daß damit ein Vorteil für den Patienten verbunden ist, kann sie sich nachteilig für ihn auswirken.

Komplikationen

Traumen

Sie können jederzeit dort entstehen, wo instrumentell vorgegangen wird. Sie werden aber mit Zunahme der Geschicklichkeit des Narkosespezialisten selten werden.

Nasenbluten tritt gelegentlich bei nasaler Intubation ein. Es wird verursacht durch den Gebrauch eines zu dicken oder zu starren, oder ungenügend eingefetteten Tubus, durch Gewaltanwendung beim Einführen, durch einen deformierten Naseneingang, durch den Versuch der Intubation während einer Verlegung der Atemwege, die normalerweise schon eine verstärkte Venenfülle zur Folge hat oder durch das Intubieren bei Patienten mit hohem Blutdruck.

Lippen und Zähne: Beim Einführen des Laryngoskops kann die Unterlippe zwischen Instrument und unterer Zahnreihe eingeklemmt werden. Bei unsachgemäßem Gebrauch des Laryngoskops,

z. B. wenn man das Instrument als Hebel benutzt oder die obere Zahnreihe als Stütze braucht, kann man leicht Zähne abbrechen oder entfernen.

Schlund: Die dort befindlichen Gewebe sind zart und verletzlich, rauhes Instrumentieren hat leicht Verletzungen zur Folge.

Kehlkopf: Häufig wird im Anschluß an eine Intubation bei kleinen Kindern ein Kehlkopfödem beobachtet. Das ist wahrscheinlich darauf zurückzuführen, daß hier bei Verletzung des Gewebes eine größere Empfänglichkeit für Infektionen besteht. Bei Erwachsenen finden sich solche Intubationsfolgen seltener. Heiserkeit nach Einführen des Tubus, bedingt durch leichtes Stimmbandödem, wird dagegen häufiger beobachtet. Durch Schonung der Stimme und durch Inhalieren ist sie leicht zu beheben. Sollte das Ödem eine Verlegung der Luftwege hervorrufen, ist die Zufuhr von Sauerstoff oder Sauerstoff-Helium[3]) zu empfehlen. In vereinzelten Fällen muß eine Tracheotomie erfolgen.

Bis März 1947 wurde in der Literatur über etwa 20 Fälle von Stimmbandgranulom berichtet[4]). Dies ist eine selten eintretende Komplikation, die aber sicher häufiger beobachtet wird, als man nach den oben angegebenen Veröffentlichungen annehmen möchte. Die operative Entfernung dieser Granulome erweist sich in solchen Fällen als notwendig.

Trachea: Durch einen mit Gewalt eingeführten Mandrin, den man nicht sofort nach Passieren der Stimmbänder aus dem Tubus entfernt, oder durch einen Mandrin, der die Spitze des Tubus überragt, kann eine Verletzung der Trachea erfolgen. Eine Intubation ist manchmal von einer Tracheitis gefolgt. Eine bereits bestehende Tracheitis kann durch die Intubation eine Verschlimmerung erfahren. Dies gilt besonders für Thyreotoxikosen. Manche Autoren lehnen bei solchen Fällen eine Intubation als kontraindiziert ab[5]) [6]). Eine zu stark aufgeblasene Gummimanschette kann durch Druck zu einer Ringnekrose führen.

Behinderung der Atmung

Mechanisch. Wenn der Tubus nicht durch Anwendung eines Mundsperrers geschützt wird, kann er in oberflächlicher Narkose durch Biß komprimiert werden.

Auch kann der Tubus einmal abknicken, am häufigsten an seinem Übergang in den Kanister oder Apparat oder im Bereich des Pharynxraumes. Die Kompression kann in seltenen Fällen auch durch zu enge Nasenlöcher oder durch eine zu ausgedehnte Pharynxtamponade erfolgen. Bei der Wahl eines zu weichen Tubus kann auch eine Struma oder ein Mediastinaltumor sein Lumen einschränken. Es kommt auch vor, daß bei zu weitem Vorschieben der Tubus nur in einen der beiden Hauptbronchien eingeführt wird und dadurch die andere Lungenhälfte für die Atmung ausfällt. Eine Verlegung der Atemwege kann schließlich auch bei Einführen eines für den Patienten zu dünnen Tubus eintreten. Ähnliche Erscheinungen werden auch bei zu starkem Aufblasen der Gummimanschette beobachtet, weil dann der Ballon über die Tubusspitze sich hervorwölbt oder den Tubus einengt.

Reflektorisch. Nimmt man einen Intubationsversuch noch vor Ausschaltung der Glottisreflexe, das heißt vor Erreichen des Toleranzstadiums oder ohne vorherige Lokalanästhesie vor, so ist das Auftreten eines Laryngospasmus während der Laryngoskopie oder beim Berühren der Epiglottis mit der Tubusspitze möglich. Dieser Reflex tritt besonders häufig ein, wenn man zur Narkoseeinleitung Cyclopropan oder Barbitursäurederivate gegeben hat, die beide die Auslösung von Vagusreflexen begünstigen. Ein Stimmritzenkrampf blockiert nicht nur die Atemwege, er hindert auch die weitere Einführung des Tubus. Bei überempfindlichen Patienten kann während des Einführens oder der Entfernung eines Tubus ein bradykardischer und vasodepressorischer Reflex ausgelöst werden. Die afferente und die efferente Reflexbahn laufen in diesem Fall über den Vagus. Es kann daraus nicht nur eine Bradykardie resultieren, sondern auch ein atrio-ventrikulärer Block oder ein Herzstillstand. Unter ähnlichen Verhältnissen kann auch ein Bronchospasmus ausgelöst werden, der Ähnlichkeit mit einem Asthmaanfall hat. Auch hier führt der Reflexbogen über den Vagus.

Die Behandlung der hier besprochenen Intubationskomplikationen wird im Kapitel IV „Praktische Vorschläge zur Durchführung der Narkose" erfolgen.

Schrifttum

1. Noel A. Gillespie, Endotracheal Anaesthesie, University of Wisconsin Press, Madison, Wisconsin 1948
2. M. Digby Leigh and M. Kathleen Belton, Pediatric Anaesthesia, The MacMillan Co., New York City, 1949
3. Barrach and Cromwell, Recent Advances in Oxygen and Helium Therapy, Medical Clinics of North America, N. 24, May 1940
4. New and Divine, Contact Ulcer Granuloma, Annals of Otology, Rhinology and Laryngology, H. 58, S. 548, 1949
5. Hewer and Keynes, British Medical Journal, H. 2, S. 724, 1937
6. I. N. Lewis, British Medical Journal, H. 2, S. 630, 1937

III. Narkotika und andere Mittel

Der Zweck dieses Kapitels ist es, Chemie und Pharmakologie gewisser, heute zur Narkose verwandter Anästhetika vom Standpunkt des Anästhesisten aus darzustellen. Bei der Verwendung dieser Mittel kamen die Narkosespezialisten auf Grund praktischer Erfahrungen zu Ergebnissen, die zum Teil in pharmakologischen Abhandlungen nicht Erwähnung finden, und die hier berücksichtigt werden sollen. Sind einige der modernen Narkotika heute in Deutschland auch noch nicht erhältlich, so werden diese Erfahrungen hier doch mitgeteilt in der Annahme, daß die Mittel bald zur Verfügung stehen werden.

Äther

Äther ist ein altbewährtes Narkotikum. Er ist bisher noch immer das ungefährlichste uns zu Narkosezwecken zur Verfügung stehende Mittel. Man hat heute die Art seiner Anwendung gegenüber der früher üblichen erheblich abwandeln und erweitern können.

Formel: C_2H_5-O-H_5C_2 (2 Äthylgruppen sind hier an ein Sauerstoffatom verbunden).

Eigenschaften: Äther ist eine farblose, flüchtige Flüssigkeit. Sein Siedepunkt liegt bei 34,5° C. Der Siedepunkt ist abhängig von der zugefügten Alkoholmenge, die im allgemeinen etwa 4% ausmacht. Äther schichtet sich über Wasser, sein Dampf ist schwerer als Luft, so daß bei offenem Narkosesystem die Explosions und Feuergefahr in Fußbodennähe am größten ist.

Sein Luft-Blut-Verteilungsquotient ist 1:15. Infolgedessen geht die Narkoseeinleitung und die Ausscheidung der Ätherdämpfe nur langsam vor sich. Eine große Äthermenge ist erforderlich, um die Sättigung des Blutes herbeizuführen. Seine Affinität zu Lipoiden ist groß. Äther ist auch in Wasser löslich. Damit besteht für stark wasserhaltige Organe wie Leber, Milz und Muskulatur gleichfalls die Möglichkeit, Äther zu absorbieren.

Brennbarkeit: Der Narkosebereich des Äthers in Luft und Sauerstoff liegt im Bereich seiner Brennbarkeit. Lachgas unterhält die Verbrennung dieses Gasgemisches. Seine Entzündungstemperatur liegt bei 154° C, bei Gegenwart großer Peroxydmengen kann sie bis auf 100° C zurückgehen.

Chemische Reaktion: Durch Alkalien wird Äther nicht verändert. Er kann deshalb ohne Gefahr mit CO_2-absorbierendem Material zusammen verwandt werden.

Verunreinigung und Zerfallsprodukte: Thiosäuren, Thioäther, Sulfate, Wasserdampf und Alkohol sind in den meisten Äthern in geringen, unschädlichen Mengen vorhanden.

Bei Gegenwart von Sauerstoff und Licht kann Äther langsam durch entstehendes Peroxyd, zu Acetaldehyd und Essigsäure oxydieren.

Bei geöffneter Ätherflasche entstehen kleine Peroxyd- oder Aldehydmengen, wenn Sauerstoff den Ätherverdampfer passiert, besonders, wenn dieser aus hellem Glas besteht, oder wenn man ihn erwärmt. Auch ein nicht sauberes Glasgefäß kann das Entstehen von Zerfallsprodukten begünstigen.

Nachweis von Zerfallsprodukten: Nachweis seiner neutralen Reaktion: Äther soll neutral reagieren. Schüttelt man ihn mit einer gleichen Menge destillierten Wassers durch, so müssen sich die beiden entstehenden Schichten gegenüber Lakmuspapier neutral verhalten.

Aldehydnachweis: 20 ccm Äther werden mit 3 ccm Nessler's Reagens ausgeschüttelt. Die Aldehyde reduzieren die Quecksilberverbindung in Nessler's Reagens, wobei sich die wässrige Schicht gelb färbt. Bei Gegenwart großer Aldehydmengen bildet sich ein Präzipitat. Dieser Test muß sofort abgelesen werden, da sich das Präzipitat bei längerem Stehen in jedem Falle bildet. Es gelingt hier der Aldehydnachweis bis zu 0,0001%. Bis zu 0,5% Aldehyde sind angeblich nicht toxisch.

Peroxydnachweis: 10 ccm Äther werden mit 1 ccm 10%iger neutraler Kaliumjodidlösung ausgeschüttelt. Die entstehende Mischung läßt man 30 Minuten lang zugekorkt stehen. Bei Gegenwart von Peroxyden wird elementares Jod frei, wodurch die Ätherschicht gelb gefärbt wird. Bei Zufügung von Stärkelösung färbt sich die Ätherschicht blau. Mit dieser Methode sind noch 0,0005% Peroxyd nachweisbar. Die Toxizität von Peroxyd liegt anscheinend jenseits von 0,5%.

Pharmakologie: Die Ausscheidung des Äthers erfolgt zu 90 % unverändert durch die Lungen. Das Maß der Ausscheidung ist abhängig vom Luft-Blut-Verteilungsquotienten. Sie geht nur langsam vonstatten. Die Abgabe des Äthers durch einen operativ freigelegten Lungenlappen erfolgt schnell. Seine Ausscheidung geht deshalb bei derartigen Eingriffen viel rascher vor sich als bei Operationen ohne Eröffnung des Thoraxraumes. Ein geringer Prozentsatz — proportional der Ätherplasmakonzentration — wird mit dem Urin ausgeschieden. Daneben werden auch Spuren durch die Haut und den Magendarmkanal abgegeben. Letzteres ist vielleicht der Grund zu der falschen

Annahme, daß Erbrechen nach Äthernarkose auf das Vorhandensein des Narkotikums im Magen zurückzuführen sei.

Das Anästhetikum ist sympathikomimetisch. Es ruft eine periphere Vasokonstriktion und Schweiß hervor. Durch Reizung der Bronchialschleimhaut regt es die Atmung an. Auf die Bronchialmuskulatur wirkt es entspannend. Im Bauchraum bewirkt Äther eine Milzkontraktion. Er wurde deshalb lange als bevorzugtes Narkotikum bei Splenektomien angegeben. Durch einen Tonusverlust bewirkt Äther eine Lähmung der Motilität des Magendarmkanals. Bei bereits bestehender Leberschädigung kann das Organ weiteren Schaden davon tragen. Wie auch bei der Schädigung durch Chloroform ist ein derartiger Leberschaden wahrscheinlich auf einen zu irgend einem Zeitpunkt der Narkose einmal bestehenden Sauerstoffmangel zurückzuführen. Die Urinausscheidung wird durch die sympathikomimetische Wirkung des Äthers herabgesetzt[1]). Bei erheblicher postoperativer Einschränkung der Nierenfunktion wird man zweckmäßig eine Sympathikusblockade als Behandlung durchführen. Weiterhin erfolgt in Äthernarkose eine Herabsetzung der Kreislauffunktion. Oft ist eine Tachykardie die Folge. Bei Patienten mit bereits geschädigtem Herzen kommt es sehr viel leichter zu einer Ätherüberdosierung als bei einem Herzgesunden. Im Schockzustand ist Äther wegen der gesteigerten Kapillarpermeabilität und wegen der Lähmung des präkapillaren Sphinkters als Naroktikum nicht zu empfehlen[2]). Seine Wirkung auf die Muskulatur entspricht der des Curare.

Die Funktionen des Zentralnervensystems werden bekanntlich durch das Narkotikum herabgesetzt.

Indikation: Äther gilt heute noch immer als das ungefährlichste Inhalationsnarkotikum. Er ist besonders geeignet zur Kindernarkose, da seine Ausscheidung infolge des raschen kindlichen Atemwechsels viel schneller als beim Erwachsenen erfolgt. Er wird von vielen wegen seiner sympathikomimetischen Wirkung als Narkotikum der Wahl in der Thoraxchirurgie angesehen; denn er verringert die Reflexerregbarkeit im Bereich des Lungenhilus und des Mediastinums erheblich[3]). Äther wird durch die freiliegende Lungenoberfläche rascher abgegeben als auf gewöhnlichem Wege. Damit werden die Gefahren einer langdauernden Narkose weitgehend eingeschränkt. Bei Kranken, die große Sauerstoffmengen benötigen, wird man möglichst ohne Lachgas auszukommen suchen. Ist in solchen Fällen Cyclopropan nicht zur Hand, oder ist es im speziellen Falle kontraindiziert, so wird man Äther immer anderen Narkotika vorziehen. Bei vorsichtiger Anwendung ist es möglich, die Äthernarkose sehr oberflächlich zu halten.

Schon die Injektion kleiner Curaredosen (ein Drittel der sonst gebräuchlichen Dosis) bewirkt eine ausreichende Muskelentspannung. Bei einer so durchgeführten Äthernarkose ist der Kranke nach Beendigung des Eingriffes ansprechbar. Übelkeit und Erbrechen werden im allgemeinen nicht beobachtet.

Chloroform

Formel: $CHCl_3$

Eigenschaften: Chloroform ist eine farblose, süßlich riechende Flüssigkeit, die schwerer als Luft und nicht brennbar ist. Es ist in Fett und Alkohol löslich, jedoch kaum in Wasser. Es kann zusammen mit CO_2-Absorbermasse verwandt werden. Der Natriumkalk kann jedoch mit einer geringen Menge Chloroform, unter Bildung von Kalzium- und Natriumsalzen der Ameisensäure, reagieren.

Zerfallsprodukte: Phosgen ist hier als einziges gefährliches Zerfallsprodukt zu nennen. Der Nachweis erfolgt, indem man eine geringe Menge des Narkotikums mit Wasser ausschüttelt. Das Wasser muß sich Lakmus gegenüber neutral verhalten, bei Gegenwart von Phosgen zeigt es saure Reaktion.

Pharmakologie: Chloroform wirkt gegenüber Haut und Schleimhäuten stärker reizend als Äther. Seine Narkosewirksamkeit — dreimal größer als Äther — ist aber so ausgeprägt, daß diese Eigenschaft bei den gebräuchlichen Konzentrationen keine Rolle spielt.

Herzkreislaufsystem: Chloroform verursacht einen Blutdruckabfall und setzt das Herzminutenvolumen herab. Es übt eine direkte Wirkung auf die Vasomotorenzentren aus und führt zu einer Gefäßdilatation in der Peripherie. Daneben besteht eine direkte Einwirkung auf die Muskulatur des peripheren Gefäßsystems und auf den Herzmuskel selbst. Die Folge davon ist eine Myokarddepression. Chloroform sensibilisiert das Myokard für die Wirkung von Suprarenin und begünstigt damit Arhythmien[4]), bei denen immer die Möglichkeit der ventrikulären Tachykardie und des Herzflimmerns besteht. Arhythmien treten in mindestens 50% der Fälle bei Chloroformnarkose auf, häufig ohne klinisch in Erscheinung zu treten.

Magendarmkanal: Postoperativ findet sich in den meisten Fällen eine mehr oder minder deutlich ausgeprägte Magenatonie.

Nieren: Die Funktion der Nieren wird durch eine Chloroformnarkose herabgesetzt. Histologisch lassen sich Veränderungen des Tubulusepithels nachweisen.

Leber: Bei einer gewissen Anzahl der Fälle findet sich postoperativ eine akute fettige Leberdegeneration. Als auslösende Faktoren scheinen hier vorher schon bestehende Lebererkrankungen und Sauerstoffmangelzustände während der Narkose eine Rolle zu spielen[1]). Derartige Veränderungen manifestieren sich meist erst einige Tage später. Sie können tödliche Folgen haben.

Lunge: Die Ausscheidung des Anästhetikums geschieht fast ausschließlich durch die Lunge, obwohl es sich auch im Urin in Höhe seiner Plasmakonzentration nachweisen läßt. Das Narkotikum hat — außer bei hoher Konzentration — keine reizende Wirkung auf das Alveolarepithel.

5. Indikation: Nieren-, Leber- und Herzerkrankungen stellen eine ausgesprochene Kontraindikation der Chloroformnarkose dar. Das Narkotikum wird heute wegen seiner schwerwiegenden Komplikationen kaum noch angewandt. Die gleichen Gefahren drohen auch, wenn man es als BILLROTH'sche Mischung mit geringen Mengen von Äther und Alkohol zusammen verwendet. Die einzigen Vorteile des Chloroforms liegen in seiner Nichtbrennbarkeit und in der schnellen Narkosewirkung. Man hat jedoch heute in den meisten Fällen andere Anästhetika zur Verfügung, die die gleichen Vorzüge besitzen, ohne in ihrer Wirkung durch die Nachteile des Chloroforms beeinträchtigt zu werden.

Chloräthyl

Formel: C_2H_5Cl

Eigenschaften: Chloräthyl, ein weiterer halogenierter Kohlenwasserstoff, wird allgemein zur Narkoseeinleitung und zu kurzdauernden Narkosen verwandt. Es ist bei gewöhnlicher Temperatur und normalem Druck gasförmig, wird aber in flüssiger Form in Spezialglasbehältern in den Handel gebracht. Chloräthyl ist sehr narkosewirksam und fettlöslich. Es ist explosiv. Im geschlossenen System findet es keine Verwendung.

Pharmakologie: Chloräthyl ist ein Sympathikomimetikum. Wegen seines geringen Sicherheitskoeffizienten wird es nur zu kurz dauernden Narkosen verwandt. Es dämpft die Vasomotorenzentren und setzt die Herzreizempfindlichkeit herauf.

Cyclopropan (Trimethylen)

Formel:

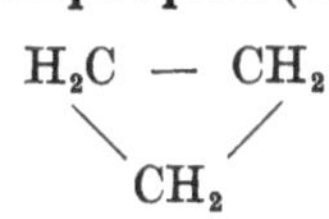

Eigenschaften: Cyclopropan ist ein süßlich riechendes Gas. Es ist schwerer als Luft und sammelt sich, wie Äther, in Fußbodennähe. Es ist löslich sowohl in Alkohol, Benzol und anderen organischen Lösungsmitteln, als auch in Ölen und Fetten. Seine Löslichkeit im Wasser ist geringer als die im Blut. Das erklärt die Schnelligkeit, mit der es wirkt. Das Gas ist auch in Gummi löslich und durchdringt diesen sehr leicht.

Cyclopropan ist in seinem gesamten Narkosebereich brennbar und explosiv.

Chemische Reaktion: Durch Alkali wird Cyclopropan nicht verändert. Es kann deshalb bedenkenlos zusammen mit Natriumkalk verwandt werden.

Verunreinigung und Zerfallsprodukte: In Gegenwart von Eisen isomerisiert das Gas bei 100° C zu Propylen. Das kann bei der Aufbewahrung der Eisenflaschen in einem geheizten Raum ein Problem werden. Die am häufigsten vorkommenden Verunreinigungen bei der Herstellung sind Propylen, Allen, Cyclohexan, Nitrogen und Kohlensäure.

Propylennachweis: Man lasse das Gas durch eine alkalische Permanganatlösung strömen. Propylen reagiert unter Bildung von Glycol. Nach Zerreißen der Doppelbindungen werden die Bruchstücke durch Permanganat weiter oxydiert. Permanganat ist in seiner reduzierten Form braun gefärbt. — Will man die vorhandene Propylenmenge genau bestimmen, so läßt man eine gemessene Gasmenge durch eine bekannte Menge n-10 Kaliumpermanganatlösung strömen. Propylen verwandelt das Permanganat in Mangandioxyd. Die verbliebene Permanganatmenge kann nach Zusetzen einer bestimmten Menge Natriumoxalat durch Titration mit einer Standardpermanganatlösung errechnet werden. Bis zu 3% ist Propylen als nicht schädlich anzusehen. Die Narkosewirkung des Gases erfährt hierdurch jedoch eine gewisse Einschränkung.

Pharmakologie: Die gesamte Ausscheidung des Gases erfolgt durch die Lunge. Es ist ein Parasympathikomimetikum und ruft als solches Bronchialspasmen und eine Milzdilation hervor. Es erhöht aus dem gleichen Grunde die Reflexerregbarkeit des Larynx und führt anfänglich zu einer Pulsherabsetzung, anscheinend durch eine Steigerung des Vagustonus[7]). Herzarhythmien werden sehr häufig beobachtet[8]). Ein sehr rascher oder ein sehr langsamer Puls sind beide als Anzeichen einer Cyclopropanüberdosierung anzusehen. Das Gas sensibilisiert das Herz für die Wirkung von Suprarenin. Gelangt Suprarenin in den Blutstrom eines mit Cyclopropan narkotisierten Patienten, so können schwere Arhythmien auftreten[9]). Suprarenin ist deshalb bei Cyclopropannarkosen strengstens kontraindiziert. Bei Cyclopropan findet sich eine initiale Blutdrucksteigerung. Deshalb verwendet man es gern bei Narkosen von Patienten mit Hypotension. Außerdem hat es den Vorteil, daß seine starke Narkosewirksamkeit eine reichliche Sauerstoffzufuhr während der ganzen Narkose gestattet. Nach Beendigung der Narkose kann ein Abfall des Blutdrucks erfolgen, dessen Ursache bisher noch nicht geklärt worden ist. Manche Autoren glauben, daß die CO_2-Retention, die als Folge der oberflächlichen Atmung bei der Cyclopropannarkose auftritt, für die Aufrechterhaltung des Blutdruckes während der Narkose verantwortlich ist. Nach Narkosebeendigung wird diese CO_2-Retention überwunden, wobei der Abfall des Blutdrucks vor sich geht. Dieser Blutdruckabfall kann im allgemeinen vermieden werden, wenn man den Patienten während des letzten Teils der Operation unter Lachgas im halbgeschlossenen System hält. Auf diese Weise ist es möglich, den vorhandenen Kohlendioxydüberschuß langsam auszugleichen. In früheren Stadien der Cyclopropannarkose ist die Atmung oberflächlich, wobei die Patienten apnoisch werden können. Im Gegensatz zu Äther reizt das Gas in seiner Narkosekonzentration die Schleimhaut der Luftwege nicht.

In oberflächlicher Narkose wird die Darmmuskulatur in ihrer Funktion nur leicht eingeschränkt, in tiefer Narkose ist der Funktionsausfall entsprechend größer. Postoperativ werden jedoch wegen der raschen Ausscheidung des Gases Störungen der Darmmotilität kaum beobachtet. Für Leber und Nieren ist das Gas anscheinend unschädlich. Seine Anwendung erfolgt deshalb gern bei nieren- und lebergeschädigten Patienten.

Das Auftreten eines postoperativen Erregungszustandes nach Cyclopropannarkose kann durch kleine, intravenös verabreichte Morphium- und ähnliche Gaben wirksam bekämpft werden. Cyclopropan gestattet nur eine mäßige Entspannung der Muskulatur. Bei Operationen, die eine vollständige Erschlaffung der Muskulatur erfordern, wird man im allgemeinen kleine Curaredosen zu Hilfe nehmen müssen.

Das Gas wirkt dämpfend auf das Zentralnervensystem.

Indikation: Cyclopropan ist ein angenehmes, hochwirksames Narkotikum mit schneller Einleitungs- und Erholungszeit. In der Hand eines erfahrenen Arztes ist es praktisch bei allen operativen Eingriffen anwendbar. Das Gas ist besonders bei Kranken angebracht, die eine reichliche Sauerstoffzufuhr während der Operation brauchen, also bei Patienten im Schock oder mit großem Blutverlust, oder bei alten und schwerkranken Leuten[10]).

Seine parasympathische Wirkung ruft Bronchialspasmen hervor. Deshalb ist bei Asthmatikern Cyclopropan kontraindiziert. Auch bei Herzarhythmien sollte es nur von Narkoseexperten angewandt werden. Bei kurz vorher digitalisierten oder strophantinbehandelten Kranken sollte die Cyclopropannarkose gleichfalls nicht angewandt werden, da schwere Arhythmien auftreten können. Bei Operationen von Nebennierentumoren oder bei Vorhandensein von solchen, aber auch bei Patienten, bei denen eine Suprarenininjektion erforderlich werden kann, ist das Gas gleichfalls kontraindiziert[10]).

Lachgas (Stickoxydul)

Formel: NO_2

Eigenschaften: Lachgas ist in komprimierter, verflüssigter Form im Handel. Bei Nachlassen des Druckes geht es wieder in seinen gasförmigen Zustand über, ein Prozeß, der unter Wärmeaufnahme vor sich geht. Die Ventile, die das Gas passieren muß, können blockiert werden, wenn dem Gas als Verunreinigung beigemischtes Wasser im Bereich der Ventile kondensiert und infolge der starken Abkühlung vereist. Aus diesem Grund verwendet man bei Stickoxydul gern sogenannte „reducing valves". Diese Ventile sind durch die Art ihrer Konstruktion zur Wärmeaufnahme aus der Umgebung befähigt, sie halten die Temperatur des Ventiles im Innern über 0° C. Oft sind sie auch mit flossenähnlichen Gebilden ausgestattet, die die Ausnützung der Luftwärme erleichtern[11]). Wenn das Gas, wie heutzutage allgemein üblich, gut „trocken" ist, beobachtet man ein Vereisen der Ventile nicht mehr.

Lachgas ist schwerer als Luft, süßlich riechend, in Wasser und Blut gut löslich. Es wird im Blut in Lösung gehalten und geht, soweit bisher bekannt, mit keinem der Gewebe eine chemische Verbindung ein[6]).

Chemische Reaktion: Stickoxydul unterhält die Verbrennung, das heißt: Gasgemische von N_2O und explosiven Narkotiken sind genau so oder noch stärker explosiv als Gemische von explosiven Narkotiken mit Luft. Das Gas selbst ist nicht brennbar. Es verändert sich chemisch erst bei sehr hohen Temperaturen. Lachgas löst bei Gegenwart von Öl, besonders wenn es selbst unter Druck steht, leicht eine Explosion aus.

Eine chemische Veränderung durch Alkali findet nicht statt. Das Gas kann deshalb bedenkenlos mit Natriumkalk zusammen verwandt werden.

Verunreinigung: Seine üblichen Verunreinigungen sind Nitrogen, Ammoniak, Stickoxyd und Wasser.

Stickoxydnachweis: Man läßt das Gas Eisenvitriol passieren: $NO + FeSO_4 \rightarrow FeSO_4NO$. Bei Gegenwart von NO bildet sich eine schwarze Substanz.

Pharmakologie: Die Ausscheidung des Gases erfolgt praktisch durch die Lunge. Nur ein ganz geringer Prozentsatz wird durch die Haut abgegeben. Stickoxydul reizt die Lungen nicht, geht mit den Geweben keinerlei Verbindung ein und ist anscheinend ohne pharmakologischen Effekt auf die Organe, abgesehen von einer Funktionshemmung des Zentralnervensystems. Früher wurde angenommen, daß die Narkosewirkung des Gases allein auf den Sauerstoffmangel und seine Folgen während der Gasnarkose zurückzuführen sei. Die Tatsache aber, daß Gemische von Stickstoff und Sauerstoff oder von Sauerstoff mit anderen narkoseunwirksamen Gasen keinen narkotischen Effekt haben, beweist, daß dem Stickoxydul eine narkosespezifische Wirksamkeit zu eigen ist[12]). Das Problem einer Lachgasnarkose liegt darin, daß das Gas ein sehr schwaches Narkotikum ist, und daß zur Erzielung einer Wirkung große Gasmengen erforderlich sind. Es bleibt in diesem Gasgemisch für Sauerstoff wenig Raum. Stickoxydul wird deshalb als Hilfe bei Basisnarkosen zusammen mit rasch wirkenden Barbitursäurederivaten oder mit Avertin verwandt[13]). Man braucht es weiterhin bei kurzdauernden operativen Eingriffen, wie Abszeßinzisionen mit nachfolgender Drainage oder bei sehr schmerzhaftem Verbandswechsel — hier ohne vorherige Gabe eines Opiats. Man muß jedoch wissen, daß sich der Patient bei ausschließlicher Anwendung von Lachgas wahrscheinlich bewegen wird, und daß mit Auftreten eines Erregungszustandes zu rechnen ist. Bei Verwendung des Gases zusammen mit anderen Narkotika vermindert sich die notwendige Dosis des zweiten Narkotikums wesentlich. Bei Gebrauch von Lachgas sollte man sich darüber im klaren sein, daß es seine volle Wirkung erst dann entfalten kann, wenn der Stickstoff, der sich im Gleichgewicht mit der Luft in den Geweben findet, durch N_2O ersetzt ist (siehe Seite 73). Bis der gewünschte Effekt erreicht ist, vergeht bei der Narkoseeinleitung allein mit Lachgas längere Zeit. Der Versuch einer schnellen Einleitung führt meist nur zu einem ausgeprägten Exzitationsstadium und zu sehr stürmischem Narkoseverlauf. Der Prozentsatz Sauerstoff, der bei Lachgasnarkose einem Kranken zugeführt werden muß, ist individuell. Man sollte jedoch mit Ausnahme der ersten Atemzüge ganz zu Narkosebeginn n i e weniger als 20% Sauerstoff verwenden. Meist zeigt es sich, daß im weiteren Verlauf der Narkose der Sauerstoffanteil erhöht werden kann.

Indikation: Die Anwendung der Lachgasnarkose in Verbindung mit einem Basisnarkotikum ist bei allen oberflächlichen operativen

Eingriffen, die keine Entspannung verlangen, möglich. Die gleiche Kombination kann man, bei zusätzlicher Anwendung von Curare, bei all den Operationen verwenden, die eine vollständige Entspannung des Patienten erfordern. Auch zur Einleitung bei Äther- und Cyclopropannarkosen ist es zu empfehlen, da es angenehm und nicht reizend ist. Die Anwendung der Barbitursäurederivat-Lachgaskombination empfiehlt sich ferner bei elektrochirurgischen Eingriffen oder bei Verwendung eines Thermokauters.

Obgleich in vielen Kliniken die Kombination von Barbitursäureabkömmlingen und Lachgas in der Thoraxchirurgie angewandt wird, ist sie nicht anzuraten, da das notwendige Sauerstoffmaximum für den Patienten hierbei nicht gewährleistet ist. Auch bei Herzkranken, bei Anämie oder bei Schockpatienten ist bei Lachgasnarkose wegen der geringen Sauerstoffmenge des Narkosegemischs Vorsicht am Platze.

Barbitursäurederivate

Obwohl sich viele schnellwirkende Barbitursäurepräparate im Handel finden, sind die beiden häufigst verwendeten Mittel Evipan und Pentothal. Das erstere ist in Europa, das letztere in Amerika beliebt. Die Wirkung tritt bei Pentothal rascher ein. Es erfolgt hier jedoch eine Dämpfung des Atemzentrums. Evipan dagegen erweist sich als toxischer für die Leber. Bei einem allgemeinen Überblick über beide Narkotika können diese Unterschiede jedoch außer acht gelassen werden.

Formel:

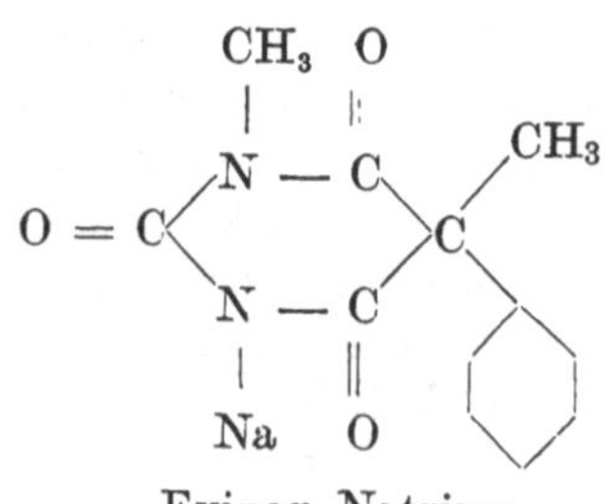

Evipan-Natrium

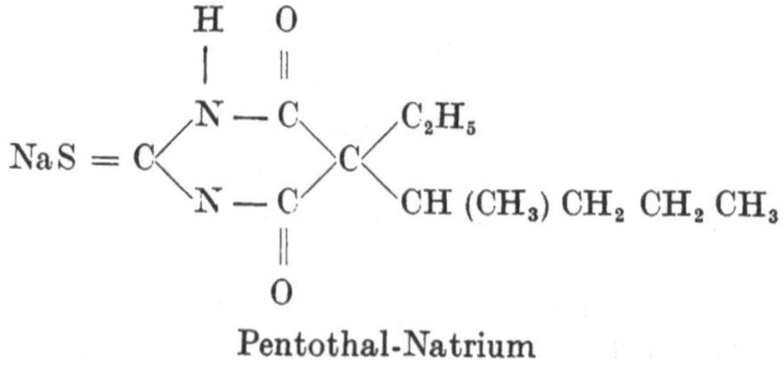

Pentothal-Natrium

Eigenschaften: Evipan ist ein weißes, Pentothal ein gelbes Pulver. Beide sind zur Injektion in destilliertem Wasser oder Kochsalz aufzulösen, wobei Evipan allgemein in 10%iger und Pentothal in 2,5%iger Lösung verwandt wird.

Pharmakologie: Beide Präparate sind Parasympathikomimetika.

Zentralnervensystem: Dieses erfährt durch die Barbitursäurederivate eine Herabsetzung seiner Funktion unter gleichzeitigem Verlust des Bewußtseins. Beide sind keine Analgetika. Die Schmerzausschaltung beruht auf dem Bewußtseinsverlust. Bei Kranken mit Konvulsionen besitzen sie eine krampflösende Wirkung. Um bei einem von Krampf freien Patienten die zur Operation notwendige Entspannung zu erreichen, braucht man relativ hohe Dosen[5]).

Atmung: Zentral wird die Atmung gedämpft. Bei schwächlichen Patienten können schon geringe Pentothaldosen einen Atemstillstand zur Folge haben. Das gleiche Zustandsbild kann auch bei Patienten mit großer Praemedikationsdosis eintreten, bedingt durch atmungshemmende Drogen wie Morphium. Im allgemeinen ist ein derartiger Atemstillstand nur momentan. Man sollte immer darauf vorbereitet sein, eine künstliche Atmung mit dem Patienten durchführen zu müssen. Auf Grund seiner parasympathikomimetischen Wirkung begünstigt besonders Pentothal das Auftreten von Laryngeal- und Bronchialreflexen. Häufiger als bei Äthernarkose werden hier Laryngospasmus und Bronchospasmus beobachtet[15]).

Herz- und Kreislaufsystem: Abgesehen von großen Dosen wird auf die zugehörigen Organe kein nachweisbarer Effekt ausgeübt. Die Dosierung der Präparate ist relativ, das heißt, schwache oder alte Patienten, oder solche Kranke, die aus irgendeinem anderen Grunde herabgesetzte Funktionen haben, sind oft nicht mehr in der Lage, Dosen, die für einen Patienten in gutem Allgemeinzustand als normal anzusehen sind, zu vertragen. Es erfolgt bei diesen Fällen ein ausgesprochener Blutdruckabfall. Die Barbitursäurederivate haben keine wesentliche Einwirkung auf den Herzrhythmus.

Magendarmkanal: Seine Organe zeigen eine Herabsetzung ihres Tonus. Während die Leber anscheinend durch Pentothal nicht angegriffen wird, trägt das Evipan, das zu einem großen Prozentsatz in der Leber unschädlich gemacht wird, die Gefahr in sich, einen bereits bestehenden Leberschaden zu vergrößern. Auch kann bei solchen Patienten einmal eine relative Überdosierung beobachtet werden[1]).

Niere: Die Nieren zeigen keine nachweisbaren Folgeerscheinungen nach Anwendung dieser Narkotika. Eine Ausnahme machen hier allerdings die Fälle, die während der Narkose eine Hypotonie durch relative Überdosierung erleiden.

Indikation: Die schnellwirkenden Barbitursäurederivate sind durch die angenehme Art der Narkoseeinleitung und der nachfolgenden Erholung sehr populär geworden. Sie finden ihre Anwendung allgemein bei kurzdauernden Eingriffen. Für länger dauernde Narkosen würde man zuviel Narkotikum brauchen, als daß man ohne Schaden für den Patienten die Narkose allein damit durchführen könnte. Deshalb werden die Barbitursäureabkömmlinge bei länger dauernden Eingriffen zweckmäßig mit anderen Narkotika kombiniert. Hier liegt dann häufig die Kontraindikation bei dem zweiten Narkotikum. Zum Beispiel können bei Mitverwendung von Lachgas nur begrenzte Sauerstoffmengen zugeführt werden. Eine Kontraindikation für Barbitursäurederivate besteht allgemein bei Kranken, bei denen die parasympathikomimetische Wirkung wegen ihrer schwerwiegenden Folgen gefürchtet wird. Dieses gilt besonders bei Asthmatikern. Es gilt auch für Patienten, deren Lagerungsart es mit sich bringt, daß man ihnen bei evtl. einsetzendem Laryngospasmus oder Bronchospasmus keine Hilfe leisten kann. Bei der zweiten Gruppe sollte die Umlagerung nur nach vorheriger Intubation vorgenommen werden. Die Anwendung von Evipan ist bei Lebererkrankungen nicht indiziert.

Avertin (Tribromäthanol in Amylenhydraten)

Formel: $C_2H_2OH\,Br_3$

Eigenschaften: Avertin ist eine weiße kristallinische Substanz; sie ist nur begrenzt in Wasser löslich. Es ist in Amylenhydrat gelöst im Handel und wird in dunklen Flaschen geliefert, um seine Zersetzung durch ultraviolettes Licht zu vermeiden. Es ist nicht brennbar. Zum Gebrauch ist es zu 2,5 bis 3% mit Wasser zu verdünnen. Der Lösungsprozeß läßt sich beschleunigen, wenn man dazu körperwarmes Wasser verwendet. Um der Reinheit des Narkotikums sicher zu sein, sollte man es vor Gebrauch prüfen. Als Indikator hierzu wird im allgemeinen Kongorotlösung verwandt.

Pharmakologie: Die Anwendung des Avertin als Basisnarkotikum erfolgt im allgemeinen auf rektalem Wege.

Herz- und Kreislaufsystem: Bei Avertinnarkose erfolgt häufig ein Blutdruckabfall, der abhängig ist von der Höhe der zugeführten Dosis. Daneben wird behauptet, daß Avertin eine Erschlaffung der Koronargefäße bewirke[16]).

Atmung: Avertin verursacht eine Bronchodilatation. Durch große Dosen des Narkotikums kann die Atemtätigkeit erheblich gedämpft werden.

Leber: Avertin verbindet sich in der Leber mit Glucuronsäure und kann auf diesem Wege zur Vergrößerung eines schon bestehenden Leberschadens beitragen. Bei Anwendung großer Dosen kann es, besonders wenn Anoxämiezustände während der Narkose eintreten, einen Leberschaden begünstigen[1]).

Niere: Die Ausscheidung der entgifteten Droge erfolgt durch die Nieren.

Indikation: Bei Leber- und Nierenerkrankungen, aber auch bei solchen der unteren Darmabschnitte besteht für Avertin eine Kontraindikation. Das gleiche gilt für Diabetiker, da das Narkotikum ein Ansteigen des Blutzuckerspiegels zur Folge hat. Alkoholiker reagieren auf normale Dosierung kaum. Die zur Narkose notwendige Dosis ist so groß, daß Avertin hier wegen seiner toxischen Folgen kontraindiziert ist.

Für den Patienten hat das Narkotikum den Vorteil, daß die Narkose in seinem Bett im Krankenzimmer eingeleitet werden kann, oft, ohne daß er es weiß. Das erweist sich bei Kranken mit großer Operationsfurcht oder mit sehr hohen Grundumsatzwerten als nützlich. Zur Narkoseeinleitung für Kinder sind kleine Avertindosen sehr geeignet. In Kombination mit Lachgas wird es bei Operationen angewandt, die keine vollständige Muskelentspannung des Kranken erfordern. Kindernarkosen wird man dann zweckmäßig mit Äther fortsetzen. Man sollte bei der Dosierung des Narkotikums stets Zurückhaltung üben und eher eine zu geringe als eine zu große Dosis in Anwendung bringen.

Opiate und verwandte Mittel

Über die Opiate und die verwandten Mittel ist soviel veröffentlicht worden, daß sich eine ausführliche Besprechung im Rahmen dieses Buches erübrigt. Als allgemein gebräuchliche Mittel dieser Gruppe sind Morphium, Dilaudid, Pantopon, Eukodal, Dolantin und, als eines der neueren, noch Polamidon zu nennen. Bei ihrer Verwendung als „Praemedikation" ist zu bedenken, daß ihre dämpfende Wirkung von größerer Wichtigkeit ist als ihr analgetischer Effekt. Folglich ist Dilaudid ungeeignet, da es weniger dämpfend wirkt als die anderen Mittel dieser Gruppe. Jedes der anderen oben erwähnten Opiate wird bei geeigneter Dosierung als Praemedikation die gewünschte Wirkung erzielen. (Siehe auch S. 64.)

Atropin und Scopolamin

Atropin und Scopolamin sind beide in Lösung beständig.

Pharmakologie: Beide werden in der Leber durch Hydrolyse zu Tropin und Tropasäure entgiftet. Etwa ein Drittel der Dosis wird im Verlauf der der Anwendung folgenden 14 Stunden durch die Nieren ausgeschieden. Beide wirken parasympathikushemmend. Sie greifen am ausführenden Organ („effector cell") an, nicht an der Nervenendigung selbst. Sie verhindern das Ansprechen auf das an der Nervenendigung produzierte Acetylcholin. Es erfolgt eine Hemmung der Sekretion im Bereich des Atemtrakts, eine geringe Erweiterung der Bronchiolen tritt ein, die Herztätigkeit wird beschleunigt. Die Schweißsekretion wird vermindert. Das bedeutet bei heißem Wetter eine oft schädliche Nebenwirkung, besonders bei Kindern, da eine erhebliche Wärmeretention im Körper eintreten kann. Sowohl Atropin als auch Scopolamin hemmen die vagusbedingten Reflexe[17]).

Atropin wirkt zu Beginn als Stimulans für das Zentralnervensystem und später dämpfend. Scopolamin hat von Anfang an eine beruhigende Wirkung, vorausgesetzt, daß der Patient schmerzfrei ist. Es bewirkt daneben eine Amnesie und verringert die lähmende Wirkung des Morphiums auf das Atemzentrum[13]).

Zum Wirkungseintritt dieser beiden Alkaloide nach der Injektion kommt es rascher als zum Morphiumeffekt. Man spritzt sie trotzdem im allgemeinen zu gleicher Zeit, um dem Kranken die zweimalige Injektion zu ersparen. Es findet sich in praxi kein Beweis dafür, daß Scopolamin toxischer wirkt als Atropin, obwohl es dieses alten Vorurteils wegen von vielen Autoren bei kleinen Kindern und Patienten über 75 Jahren abgelehnt wird. Meine Erfahrungen gehen dahin, daß Scopolamin bei genauer Dosierung auf individueller Grundlage ohne Nachteile bei allen Altersstufen angewandt werden kann. Gegenüber dem Atropin besitzt es entscheidende Vorteile. Es beruhigt den Patienten und hinterläßt bei ihm häufig eine retrograde Amnesie für die Zeit vor der Narkoseeinleitung. Die praeanästhetisch gegebenen Normaldosen von Scopolamin beruhigen den Patienten im allgemeinen ohne Beeinträchtigung von Blutdruck, Puls und Atmung. Sie vermindern daneben Übelkeit und Erbrechen nach Morphiuminjektion. Atropin wirkt zwar sekretionshemmend, es besitzt jedoch darüber hinaus keine der Wirkungen, die das Scopolamin auszeichnen.

Dosierung: CULLEN[13]) empfiehlt die Anwendung von Atropin oder Scopolamin zu Morphium im Verhältnis 1:25, das heißt, gibt man 15 mg (0,015 g) Morphium, so entspricht dem eine Dosis von 0,0006 g Scopolamin. Ein Patient in gutem Allgemeinzustand benötigt im allgemeinen eine derartige Praemedikationsdosis, während bei einem Kind die erwünschte Wirkung schon bei 0,00015 g bis 0,0002 g Scopolamin eintritt. Man wird hier zweckmäßig auf die Kombination mit Morphium verzichten und an Stelle des Opiates peroral ein Barbitursäurederivat verabreichen.

Curare

Das Alkaloid Curare wird jetzt auch synthetisch hergestellt und standardisiert. Es ist eine farblose Flüssigkeit, die im Verlauf der Narkose intravenös verabreicht wird, um eine Muskelentspannung des Patienten zu erzielen.

Pharmakologie: Die Hauptwirkung des Curare besteht darin, daß es das motorische Endorgan hindert, auf einen Acetylcholinreiz anzusprechen, obwohl dieses weiter produziert wird. Bei Gegenwart von Curare können die Muskeln auf andere als Acetylcholinreize ansprechen; z. B. bei direktem elektrischem Reiz. Curare ist ohne nachweisbaren Effekt auf die glatte Muskulatur. Die kleinen Dosen, die in der Narkose zur Anwendung kommen, haben praktisch nur eine Lähmung der quergestreiften Muskulatur zur Folge. Diese Muskellähmung beginnt an den Augenmuskeln und breitet sich dann über die Muskulatur des Halses und der Extremitäten auf den Stamm und zuletzt auf das Zwerchfell aus. In umgekehrter Reihenfolge kehrt die Muskelfunktion zurück. Man ist hier in der Lage, bei richtiger Dosierung die Muskeln, deren Funktion während einer Operation hinderlich sind, auszuschalten, während die Atemmuskulatur funktionstüchtig bleibt, um die ausreichende Sauerstoffversorgung des Patienten zu gewährleisten. Die Wirkung des Curare ist direkt proportional der Konzentration am Ort seiner Einwirkung, das heißt, an den motorischen Endorganen. Bei einer Steigerung der Acetylcholinkonzentration oder bei einer Verlängerung ihrer Wirkungsdauer durch Einschränkung der Cholinesterasebildung wird Curare unwirksam. Dies kann durch einen gesteigerten Nervenimpuls, mittels Prostigmin oder eines der ihm verwandten Mittel, erreicht werden[13]).

Der Vorteil dieses Antagonismus kann bei Curareüberdosierung oder wenn die Curarewirkung noch am Ende der Operation besteht, ausgenützt werden. Prostigmin hat jedoch unerwünschte Nebenwirkungen, vor denen man sich schützen muß. Es wird deshalb zweckmäßig zusammen mit Atropin oder Scopolamin injiziert, um eine gesteigerte Sekretproduktion oder einen Bronchospasmus, wie sie unter Prostigmineinwirkung allein beobachtet werden können, zu vermeiden. Curare hat keinen anästhetischen oder analgetischen Effekt, es ist deshalb bei Operationen nur in Verbindung mit einem Narkotikum zu verwenden.

Komplikationen: Seine Ausscheidung erfolgt hauptsächlich durch die Nieren. Nur ein geringer Prozentsatz wird durch die Leber entgiftet. Es wurde berichtet, daß bei Vorhandensein eines Leber- oder Nierenschadens durch Kumulation gesteigerte Wirkung beobachtet werden konnte.

Bei Verabreichen großer Dosen kommt es durch Ausschaltung der Atemmuskulatur zu einer Atemlähmung[5]). In der Thoraxchirurgie ist dieser Effekt gelegentlich erwünscht. Jedoch muß, ob dieser Effekt gewollt oder ungewollt eintritt, die Behandlung in jedem Fall erfolgen, und zwar durch sofort einzuleitende künstliche Atmung, die einen ausreichenden Gasaustausch gewährleisten muß. Sie ist solange fortzusetzen, bis der Kranke wieder in der Lage ist, die Atmung selbst zu übernehmen. Alle weiteren Maßnahmen kommen erst an zweiter Stelle. Sie können zwar unterstützend wirken, sind aber nicht erforderlich. Natürlich kann man Prostigmin injizieren, wobei die Dauer der Lähmung des Patienten herabgesetzt werden kann. Seine Wirkung ist jedoch keinesfalls so sicher, noch setzt sie schnell genug ein, daß seine alleinige Anwendung im Falle einer Atemlähmung gerechtfertigt erscheint. COMROE, DRIPPS[18]) u. a. berichten über Fälle, bei denen Curare eine histaminähnliche Wirkung zeigte. Bei intrakutaner Injektion von Curare konnte eine Quaddel erzeugt werden, die der durch Histamin hervorgerufenen glich. Daneben kamen Bronchialspasmen zur Beobachtung. Man nimmt an, daß in sehr seltenen Fällen durch Curare eine Histaminausschüttung begünstigt wird, die zur Auslösung der hier erwähnten Bilder führt.

Dosierung: Es ist ratsam, mit kleinen Curaredosen zu beginnen. Der volle Effekt einer Dosis zeigt sich nach Ablauf von 4 Minuten. Bei nur ungenügender Erschlaffung des Patienten kann eine weitere Dosis injiziert werden. Man rechnet als Anfangsdosis für einen kräftigen Mann 9 mg Curare, während man einer Frau in gutem Allgemeinzustand 6 mg verabreichen wird. Die gleiche Muskelerschlaffung wird bei Äther mit dem dritten Teil dieser Dosis erreicht, da Äther allein eine ähnliche Entspannung der Muskulatur hervorruft. Es gibt keine Grenze in der Dosierung. Man soll jedoch vermeiden, ein großes Quantum auf einmal zu geben. Ist es erforderlich, nachzuspritzen, stellt man fest, daß der Bedarf immer geringer wird. In gewissen Fällen wurde nach sehr großer Anfangsdosis ein Kreislaufkollaps beobachtet. Es entspann sich eine Kontroverse über den

Grund dieses Ereignisses. Viele Autoren führen den Schock auf einen Tonusverlust der Muskulatur zurück, der sonst das Gefäßsystem der Peripherie unterstützt, während andere glauben, es auf die histaminähnliche Wirkung des Curare zurückführen zu müssen[19] [20]).

Indikation: Wo immer eine Muskelentspannung notwendig wird — sei es, daß das Narkotikum selbst nicht in der Lage ist, sie herbeizuführen, sei es, daß ein zu tiefes Narkosestadium dazu erforderlich wäre — kann sie durch Curare erreicht werden. In der Thoraxchirurgie wird seine Anwendung bevorzugt, um eine Beatmung des Kranken möglich zu machen, wenn die anormalen Bewegungen des Mediastinums und Zwerchfells bei offenem Pleuraraum den Operateur bei der Arbeit behindern.

Dekamethoniumbromid

In den letzten Jahren wurden curareähnliche Substanzen synthetisiert, von denen besonders das Dekamethoniumbromid zu erwähnen ist. Es handelt sich hier um eine Substanz, die beständig ist und die dreifache Wirkung von Curare besitzt. Sie ruft keinen histaminähnlichen Effekt hervor und wird in ihrer Wirkung nicht durch Äther potenziert; darüber hinaus hat sie den Vorteil, billig hergestellt werden zu können[21]). Seine Nachteile sind noch nicht festgestellt worden.

Schrifttum

1. Mousel and Lundy, The Role of the Liver and Kidneys from the Standpoint of the Anaesthetist, Anaesthesiology, H. 1, July 1940
2. Zweifach and Hersey, Predisposing Action of Anaesthetic Agents on the Vascular Responses in Hemorrhagic Shook, Surgery, Gynecology and Obstetrics, H. 89, S. 469, Oct. 1949
3. J. W. Streider, Anaesthesia from the Viewpoint of the Thoracic Surgeon, Anaesthesiology, H. 11, S. 60, Jan. 1950
4. I. G. W. Hill, Cardiac Irregularities during Chloroform Anaesthesia, Lancet, H. 1, S. 1139, 1932
5. Goodman and Gillman, The Pharmacology of Therapeutics, The MacMillan Company, New York City, 1946
6. John Adriani, The Chemistry of Anaesthesia, Charles C. Thomas Publishers, Springfield, Ill, 1946
7. R. H. Waters, Cyclopropane, a Personal Evaluation, Surgery, H. 18, S. 26, 1945
8. Robbins and Baxter, The Effect of Premedication with Morphine and Amytal in Cyclopropane Anaesthesia, Journal of Pharmacology and Experimental Therapeutics, H. 68, S. 85, 1940

9. Stutzman, Murphy, Allen and Meek, Further Studies on the Production of Cyclopropane Epinephrin Tachycardia, Anaesthesiology, H. 8, S. 579, 1947
10. Goffen and Wood, Geriatric Anaesthesia, American Journal of Surgery, H. 78, S. 475, 1949
11. Mac Intosh and Mushin, Physics for the Anaesthetist, Charles C. Thomas Publishers, Springfield, Ill., 1947
12. L. Leudle, Untersuchung unter kombinierten Narkosen, Archiv für Experimentelle Pathologie u. Pharmacologie, H. 139, S. 201, 1929
13. Stuart C. Cullen, Anaesthesia in General Practice, The Year Book Publishers, Chicago, Ill, 1946
14. Volpitto and Benton, Evipal-Sodium and Curare for Endotracheal Intubation, Anaesthesiology, H. 11, S. 164, March 1950
15. Burstein and Rovenstine, Respiratory Action of Barbituric Acid, Journal of Pharmacology and Experimental Therapeutics, H. 63, S. 42, 1938
16. John Adriani, The Pharmacology of Anaesthetic Drugs, Charles C. Thomas publishers, Springfield, Ill., 1941
17. Wiggin, Saunders and Small, Resuscitation, New England Journal of Medicine, H. 10 and 11, Sept. 8th and 15th, 1949
18. Comroe and Dripps, The Histamine-like Action of Curere and Tubocurarine, Anaesthesiology, H. 7, S. 260, May 1946
19. Grob, Lilienthal and Harvey, On Certain Vascular Effects of Curare in Man, Bulletin of Johns Hopkins Hospital, H. 80, S. 299, June 1947
20. A. R. Mac Intyre, Curare, University of Chicago Press, Chicago, Ill., 1947
21. Harris and Dripps, The Use of Decamethonium Bromide in the Production of Muscular Relaxation, Anaesthesiology, H. 11, S. 215, March 1950

IV. Praktische Anweisungen zur Durchführung der Narkose

Es ist nicht der Wunsch des Verfassers, sich dogmatisch darüber zu äußern, wie die verschiedenen Probleme, die während der Narkose auftauchen, behandelt werden sollen. Die folgenden Vorschläge werden auf der Basis persönlicher Erfahrungen gemacht und auch in der Überlegung, die Probleme mit den Hilfsmitteln zu meistern, die zur Zeit in Deutschland verfügbar sind. Der Verfasser ist sich darüber klar, daß es noch mannigfache Methoden gibt; doch würde die Schilderung den Rahmen dieses Buches sprengen.

Die präoperative Visite

Vermeidung von Narkosefurcht

Der Patient, der seinen Narkotiseur schon vorher kennengelernt und dadurch Zutrauen gewonnen hat, wird der Narkose weniger ängstlich gegenüberstehen als derjenige, der in den Operationssaal hineingerollt wird wie in das „große Unbekannte", der plötzlich eine Maske auf das Gesicht gedrückt bekommt und sich durch übelriechende Dämpfe der Erstickung nahe glaubt.

Es gibt zwei wichtige Gründe, die eine Ausschaltung des Angstgefühls beim Patienten als wünschenswert erscheinen lassen:

Physische Gründe. Angst verursacht die Ausschüttung von Suprarenin. Unter der Narkose wird dadurch leicht eine Herzarhythmie ausgelöst selbst bei Äthernarkose, häufiger noch bei Cyclopropan oder Chloräthyl. Es werden alle Stadien, angefangen von einer Extrasystole bis zum Vorhofs- und Kammerflimmern, beobachtet.

Angst hat meistens ein ausgeprägtes und verlängertes Exzitationsstadium zur Folge, bei dem die Gefahr des Erbrechens besteht.

Angst steigert den Grundumsatz, so daß bei gesteigertem Sauerstoffbedarf zur Narkose mehr Anästhetikum erforderlich wird. Es ist verständlich, daß eine Narkoseeinleitung leichter durchführbar ist, wenn diese Komplikationen vermieden werden können.

Psychische Gründe. Ein Patient, der einmal eine angenehme Narkoseeinleitung durchgemacht hat, ist ein viel besserer Kandidat für eine zweite eventuell notwendig werdende Narkose. Besonders bei Kindern ist dieser Gesichtspunkt von großer Wichtigkeit. Wenn man sich mit dem kleinen Patienten schon vor der Operation befaßt, mit ihm spielt, ihm die Maske zeigt, mit der er später narkotisiert werden soll, und er sie halten darf, ist es später häufig möglich, sich in den Narkosebeginn einzuschleichen, wobei sich das Kind die Maske selbst hält.

Allgemeinzustand des Patienten

Der Anästhesist, der schon vor der Narkose bei einem Kranken Visite gemacht hat, weiß, mit welcher Art Mensch er es zu tun haben wird. Er weiß, welche Probleme sich eventuell während des Narkoseverlaufes ergeben können.

Respirationstrakt. Der Narkotiseur sieht sich den Kieferbau an: Hat der Kranke normale Atemwege oder ist sein Hals kurz und die Zunge dick, so daß eine Intubation aus mechanischen Gründen sich als notwendig erweisen wird? Hat der Patient noch Zähne, und in welchem Zustand befinden sie sich? Wenn man weiß, daß sich an einer bestimmten Stelle ein wackeliger Zahn befindet, ist es möglich, dessen Verlust während der Intubation oder beim Einsetzen des Rachentubus zu vermeiden. Ist der Patient heiser? Mittels direkter Laryngoskopie besteht die Möglichkeit, die Ursache zu klären, die vielleicht eine Kontraindikation der Intubation darstellt. Falls diese jedoch unumgänglich notwendig sein sollte, ist es ratsam, den erhobenen Befund im Krankenblatt zu vermerken, um eventuellen forensischen Komplikationen gewachsen zu sein. Sind andere Abnormitäten im Bereich der Atemwege nachweisbar, wie z. B. eine Seitenverdrängung der Trachea, chronischer Husten oder Asthma? Wenn der Befund vorher bekannt ist, wird man die Wahl des entsprechenden Narkotikums richtig treffen können, besonders wenn einem auch die zu der Anomalie führenden Ursachen bekannt sind. Ein Sympathikomimetikum wie Äther ist wegen seines bronchodilatatorischen Effektes beim Asthmatiker als Mittel der Wahl anzusehen. Bei einem Patienten, dessen chronischer Husten auf andere Ursachen zurückzuführen ist, wird man zweckmäßig mit einem weniger schleimhautreizenden Narkotikum arbeiten, es sei denn, es handele sich um die operative Eröffnung des Thoraxraumes. Wenn eine Verdrängung der Trachea, verursacht durch eine substernale Struma oder durch einen Tumor, nachweisbar ist, ist, um die Luftwege freihalten zu können, die Intubation des Kranken anzuraten. Hat man bei der Voruntersuchung eine Asymmetrie des Thorax festgestellt, so wird man bei deren Zutagetreten in der Narkose nicht den Tubus zurückziehen im Glauben, einen der beiden Hauptbronchien intubiert zu haben und in Gefahr kommen, ihn herauszuziehen.

Herz- und Kreislauf: Wie ist der Herzbefund des Patienten? Ist der Kranke kompensiert oder wurde er in letzter Zeit mit Glycosiden behandelt? Wann zuletzt? Es ist heute nicht mehr erforderlich, daß schwer Herzkranke länger auf den Nutzen einer Operation verzichten müssen. In diesen Fällen ist jedoch äußerste Vorsicht in der Anwendung von Narkotika geboten. Die größte Schwierigkeit bereitet dem Anästhesisten das Zustandsbild der Koronarsklerose, besonders wenn es kombiniert ist mit anginösen Beschwerden, einer Aortitis syphilitica oder dekompensiertem Herzfehler[1]). Die Gefährdung der übrigen Herzpatienten ist im allgemeinen nicht so groß. Wenn man sich die Situation, vor der man steht, vor der Operation in Ruhe überlegen kann, ist es möglich, die Narkose solcher Patienten sehr viel erfolgreicher durchzuführen. Wenn man vorher den Patienten untersucht hat, ist man in der Lage, das für ihn geeignete Narkotikum und den passenden Trachealtubus auszuwählen. Man wird sich auch genügend Zeit für die Narkoseeinleitung nehmen, um jegliches Hetzen vermeiden zu können. Es wird damit die Gefahr einer Überdosierung ausgeschaltet und die laufende reichliche Sauerstoffversorgung des Patienten gewährleistet.

Leber: Ein Leberschaden und eine Gelbsucht stellen gleichfalls wichtige Befunde dar, über deren Vorhandensein der Anästhesist orientiert sein muß. Beide lassen die Verwendung von Evipan, Avertin oder Chloroform kontraindiziert erscheinen. Aber abgesehen davon, welches der anderen Narkotika man auch wähle, sollte man besondere Sorgfalt darauf verwenden, jede noch so kurz dauernde Hypoxämie des Patienten zu vermeiden. Ein Abwägen aller dieser Dinge in bezug auf einen Leberschaden kann von großer Wichtigkeit sein. Zeigt der Patient eine Blutungsneigung? Ist sein Bluteiweißspiegel erniedrigt? Er wird einen operativen Eingriff sehr viel leichter überstehen, wenn diese Befunde vor Operationsbeginn normalisiert worden sind, besonders wenn einmal ein Schock auftreten sollte.

Magen-Darmkanal: Hat der Patient einen Ileus? Wenn ja, wird man ihn mit einem Tubus mit aufblasbarer Manschette intubieren. Selbst wenn man den Magen vor Operationsbeginn noch so sorgfältig spült — und das ist eine erschöpfende Prozedur für einen schwerkranken Patienten — kann doch jederzeit durch Manipulationen am obstruierten Darm ein Rückstoß von Darminhalt eintreten. Man kann in einem solchen Fall wegen der großen Aspirationsgefahr nicht auf die Manschette verzichten.

Niere: Bei unzureichender Nierenfunktion wird man zweckmäßig ein Narkotikum wählen, das die Nierentätigkeit nicht wesentlich beeinträchtigt. Cyclopropan ist hier das gegebene. Wo dies nicht erhältlich ist, wird man schnellwirkende Barbitursäurederivate dem Äther, der als Sympathikomimetikum die Nierenfunktion herabsetzt, vorziehen.

Blutdruck: Es ist ratsam, bei der präoperativen Visite die Höhe des Blutdruckes zu bestimmen, um damit einen Grundwert zu haben. Diese Maßnahme kann für die Art der Narkosedurchführung bestimmend werden. Der Blutdruck gibt auch häufig Hinweise auf verborgene Störungen anderer Systeme. Die Messung des Blutdruckes kann an den Tag bringen, daß der Patient trotz seiner gegenteiligen Versicherung, vielleicht auch sich selbst täuschend, Angst vor der Operation hat. Wenn der Blutdruck gegenüber den bisher erhobenen Werten angestiegen ist, steht der Kranke der kommenden Operation sicher mit Angst gegenüber. Man tut gut daran, ihm in solchem Fall eine größere Prämedikationsdosis zu verabreichen oder ihm nach seinem Erwachen am Operationsmorgen noch ein Barbitursäurepräparat peroral zu geben.

Allgemeinzustand. Nach Abschluß der Untersuchung muß der Anästhesist sich klarmachen, ob der Patient alt oder jung, groß oder klein, dick oder dünn ist, ob er sich in gutem oder reduziertem Allgemeinzustand befindet. Man kann daraus ableiten, ob der Kranke eine große oder kleine Dosis vor oder während der Operation benötigen wird. Lernt der Narkosespezialist dagegen den Patienten erst im Operationssaal kennen — ohne Gebiß, ein Handtuch um den Kopf gewickelt — ist es schwierig, alle diese Dinge abzuschätzen.

Menschentyp. Die Prämedikationsdosis wird davon mitbestimmt, ob der Kranke ein schwerer Trinker oder Raucher oder ob er ein geistig beschränkter oder hypothyreoider Typus ist. Wie alle Süchtigen braucht die erste Gruppe eine größere Prämedikation als ein normaler Kranker, während die zweite Gruppe mit geringeren Dosen auskommt.

Überempfindlichkeiten. Es ist ratsam, zu fragen, ob irgendwelche Allergien oder eine Überempfindlichkeit gegenüber Medikamenten, wie Morphium u. a., vorliegen. In diesem Falle wird man ein anderes Opiat wählen.

Das sind einige der Beobachtungen, die man während der präoperativen Visite machen kann. Eine jede Abweichung vom Normalen bei dem Patienten ist dabei von Wichtigkeit und kann Einfluß auf den Verlauf der Narkose haben.

Prämedikation

Es ist empfehlenswert, den Narkotiseur und nicht den Operateur die Prämedikationsdosis verordnen zu lassen. Der Anästhesist weiß, welche Wirkung er von der Prämedikation erwartet und zu welchem

Zeitpunkt der gewünschte Effekt notwendig sein wird. Die Prämedikation hat einen vierfachen Sinn.

1. Vorhandene Ängstlichkeit auszuschalten, wie schon erwähnt (s. S. 61).
2. Den Grundumsatz herabzusetzen. Bei niedrigem Grundumsatzwert ist der Narkotikum- und Sauerstoffverbrauch geringer. Beides hat ersichtlich große Vorteile.
3. Verminderung der Sekretion.
4. Die Reflextätigkeit zu unterdrücken.

Nummer 1 und 2 sind durch eine dämpfende Droge zu erreichen, Nummer 3 durch ein Parasympathikolytikum und Nummer 4 durch beide. Die Reflexaktivität infolge Schmerzreizes wird durch eine hemmende Droge bekämpft, während die unerwünschten bei oberflächlicher Narkose auftretenden Reflexe, die im einführenden Kapitel besprochen wurden, mit Ausnahme des Plexus coeliacus-Reflexes sich zumindest teilweise durch Atropin oder Scopolamin ausschalten lassen. Das Scopolamin hat daneben den Vorteil, eine Amnesie hervorzurufen (siehe Kapitel III). Bis zu einem gewissen Grad heben die beiden Drogen in ihrer Wirkung einander auf. Während das Morphium Puls, Atmung und Blutdruck dämpft, tendieren Atropin und Scopolamin dazu, sie zu beschleunigen. Bei korrekter Dosierung und gleichzeitiger Verabreichung wird deshalb keine wesentliche Beeinträchtigung der vegetativen Funktionen beobachtet werden. Doch ist der Patient ruhig und erscheint unbeteiligt.

Art der Applikation. Der gewünschte Effekt der Prämedikation ist weitgehend abhängig von der Dauer ihrer Einwirkung. Es wird oft nicht bedacht, daß bei subkutaner Injektion die volle Wirkung erst nach 1½ Stunden eintritt. Bei intramuskulärer Applikation vergehen 20 Minuten. Bei intravenöser Anwendung kann sie schon nach 10 Minuten erreicht werden. Es ist sinnlos, eine subkutane Injektion vorzunehmen, wenn der Patient schon auf der Trage liegt und auf dem Wege zum Operationssaal ist. Die erhoffte Wirkung wird sich nicht zeigen, da ihr voller Effekt erst während oder nach der Operation eintritt. Zu diesem Zeitpunkt ist er aber höchst unerwünscht und gefährlich und stellt keineswegs eine Hilfe dar. Wenn es nicht möglich ist, die Prämedikation 1½ Stunden vorher zu verabreichen, sollte man einen anderen Weg wählen. Wenn eine Prämedikation z. B. für eine Operation bestimmt ist, die einer z. Zt. in Gang befindlichen folgen soll, ist es empfehlenswert, vom Operationssaal aus gegen Ende des vorangehenden Eingriffs die Verabreichung einer intramuskulären Prämedikationsdosis anzuordnen. Im Notfall kann der Anästhesist die Injektion auch selbst langsam intravenös vornehmen unter dauernder Berücksichtigung von Puls, Atmung und Blutdruck.

Erwünschter Zeitpunkt des Effektes. Bei Äther oder einem anderen der Narkotika mit ausgeprägtem Exzitationsstadium ist als günstigste Zeit für den vollen Effekt die vor und während der Narkoseeinleitung anzusehen. Wählt man aber eines der schnell wirkenden Barbitursäurederivate, die selbst einen dämpfenden Einfluß auf Blutdruck, Puls und Atmung haben, erweist sich der Prämedikationseffekt zur Zeit des Hautschnittes als zweckmäßig. Man kann durch Berücksichtigung dieser Tatsachen mit einer geringeren Menge Narkotikum auskommen. Die erwünschten, durch den Schmerzreiz ausgelösten Reflexe können durch das Präanästhetikum unterdrückt werden. Da der Patient zur Zeit des Hautschnittes in einem solchen Fall ziemlich oberflächlich anästhesiert ist, wird der vom Patienten nicht bewußt gefühlte Schmerz als Stimulans für seine vegetativen Funktionen wirken. Die durch Einwirkung eines Barbitursäurepräparats stärker eingeschränkte Atemtätigkeit wird dadurch angeregt werden.

Dosierung. Die Dosierung der Prämedikation ist individuell vorzunehmen. Man sollte nicht routinemäßig „eine Ampulle", sondern eine auf den betreffenden Patienten abgestimmte Dosis verordnen. Eine schwerkranke alte Frau wird praktisch ohne Prämedikation auskommen, besonders wenn man ein Barbitursäurederivat als Narkotikum gewählt hat. Im Gegensatz dazu wird ein an fieberhafter Appendizitis erkrankter junger Mann, der gern trinkt und raucht, eine große Dosis benötigen. Für ein Kind ist ein peroral verabreichtes Barbitursäurepräparat bei gleichzeitiger Scopolamininjektion als ausreichend anzusehen. Als große Dosis Morphium zur Prämedikation eines Erwachsenen kann man 20 mg (0,02 g) ansehen. Als kleine Dosis sind 6—8 Milligramm (0,006—0,008 g) anzusehen. Die am häufigsten angewandte Dosis für eine in gutem Allgemeinzustand befindliche Patientin ist 12 Milligramm (0,012 g), für Männer etwa 15 Milligramm (0,015 g). Eine große Dosis Atropin oder Scopolamin sind sechs Zehntel Milligramm (0,0006 g), während für einen Erwachsenen drei Zehntel Milligramm (0,0003 g) als kleine Dosis betrachtet werden können. Kinder kommen mit einer noch geringeren Dosis aus. Einem Säugling verabreicht man im allgemeinen ein Zehntel oder 1,5 Zehntel Milligramm (0,0001—0,00015 g). Bei Kindern spielt bei der Dosierung das physische Alter eine größere Rolle als das wirkliche, das heißt, ein Kind, das seinem Entwicklungszustand nach einem Alter von 5 Jahren entspricht, ist für den Narkotiseur 5 Jahre alt, selbst wenn es in Wirklichkeit 3 oder 7 Lebensjahre zählt.

Absichtlich wird hier nicht ein genaues Schema für die Prämedikation gebracht. Es spielen zu viele Faktoren für die Verordnung einer geeigneten Dosis eine Rolle. Man sollte sich daran erinnern, welchen Effekt man von ihr erwartet. Man sollte eher eine zu geringe als eine übermäßig hohe Dosierung wählen, denn es ist jederzeit möglich, falls die gegebene Dosis sich als nicht ausreichend erweist, noch intravenös nachzuinjizieren. Es ist aber sehr viel schwerer, einen Patienten zu behandeln, der kaum mehr atmet und dessen Puls und Blutdruck auf Schockwerte abgesunken sind.

Die Dosierung beeinflussende Faktoren. Mit einiger Erfahrung kann der Anästhesist die zu verordnende Dosis für einen Kranken bei seinem präoperativen Besuch recht genau abschätzen, unter Einkalkulierung von Gewicht, Geschlecht, Alter, Allgemeinzustand, seiner eventuell bestehenden Operationsfurcht und seiner Gewohnheiten wie Rauchen und Trinken. Man sollte bei der Wahl der Dosierung auch bedenken, daß ein Patient im Schockzustand eine sehr schlechte periphere Durchblutung hat. Wenn man ihm die Prämedikation subkutan oder intramuskulär verabreicht, wird sie erst nach Stabilisierung seines Kreislaufes resorbiert werden. Der gewünschte Erfolg wird sich hierbei nicht zu dem erwarteten Zeitpunkt einstellen, die Auswirkungen können dann für den Patienten schädlich sein. Wenn einmal für einen solchen Patienten eine Dosis notwendig werden sollte, ist in einem solchen Fall die beste Lösung, sie intravenös zu verabreichen.

Die Narkoseeinleitung

Eine Narkose ist leichter durchführbar, wenn sie vorher mit allen Einzelheiten durchdacht worden ist. Alles, was gebraucht wird, ist dann vorhanden. Das Instrumentarium muß überprüft sein. Vollständiges Bereitsein, noch bevor der Patient in den Operationssaal gebracht wird, ist ratsam.

Prüfung der Apparatur

Gasflaschen

1. Wie weit sind die Gasflaschen des Narkoseapparates noch gefüllt?
2. Sind Ersatzflaschen in der Nähe, falls eine von ihnen leer werden sollte?
3. Sind die Schraubverschlüsse dicht?

Absorber

1. Ist die Absorbermasse gewechselt worden?
2. Wie lange stand sie bisher in Benutzung?

3. Schließt der Absorber dicht?
4. Sind die zum Pendelsystem gehörigen Kanister von beiden Seiten gut durchgeblasen?

Ventile

Arbeiten die verschiedenen Ventile des Apparates reibungslos?

Zur Narkose benötigte Präparate.

1. Sind alle eventuell benötigten Mittel und eine entsprechende Anzahl Injektionsspritzen zur Hand? Es ist zweckmäßig, diese vorher mit Heftpflaster ihrem Inhalt entsprechend zu bezeichnen, um Verwechslungen auszuschließen. Sind die Kanülen durchgängig und scharf?
2. Ist frischer Äther eingefüllt und das Dochtmaterial des Ätherverdampfers trocken?

Rachen- und Nasopharyngealtubi

Sind Rachen- und Nasopharyngealtubi in passender Größe vorhanden?

Narkosebericht

Sind Narkoseberichtformulare und der dazugehörige Bleistift oder Federhalter zur Hand?

R. R.-Manschette

Liegt eine Blutdruckmanschette mit Manometer und Stethoskop bereit?

Wenn intubiert werden soll:

Tubi

1. Ist eine Auswahl verschiedenster Tubi von geeigneter Größe vorhanden?
2. Biege sie gerade und kontrolliere, ob sie in ihrer ganzen Länge innen sauber sind.

Zugehörige Manschetten

Sind die Manschetten dicht? Ist alles für eine eventuelle Tamponade des Pharynxraumes vorhanden?

Laryngoskop

Brennt die Laryngoskopbeleuchtung?

Gleitmittel

Ist ein Gleitmittel (Paraffinöl oder 1%ige Anästhesinsalbe) zur Hand?

Mandrin

Ist ein Mandrin vorhanden?

Verbindungs- und Ansatzstücke

Liegt das Verbindungsstück vom Tubus zum Narkoseapparat und das vom Tubus zum Kanister? (Je nachdem, ob man das Pendel- oder Kreissystem verwenden will.)

Ist das System überall dicht?

Man kann es prüfen, indem man den Gasbeutel füllt und die Maske oder das Tubusansatzstück mit einer Hand abdichtet, wobei man gleichzeitig mit der anderen Hand einen Druck auf den Gasbeutel ausübt. Wer mit der Narkose beginnt, ohne etwaige Undichtigkeiten beseitigt oder beobachtete Mängel am Narkoseinstrumentarium ausgeglichen zu haben, wird sich später ärgern.

Vorbereitung des Patienten

Blutdruck. Nach Anlegen der Blutdruckmanschette prüfe man den Blutdruck, daneben Puls und Atmung, und trage die gefundenen Werte in das Narkoseberichtformular ein (s. Anhang). Hierdurch wird ein Vergleich mit den vor der Operation erhobenen Werten möglich. Man kann beurteilen, ob die Wirkung der Prämedikation den Erwartungen entspricht, oder ob noch eine weitere kleine Dosis gegeben werden muß. Man kann gleichzeitig entscheiden, wie hoch die Einleitungsdosis für das Barbitursäurederivat zu wählen ist.

Aufklärung des Patienten. Sprich mit dem Patienten vor Narkosebeginn darüber, was mit ihm geschehen wird. Er wird viel besser mitarbeiten und ohne Angstgefühl sein, wenn er Bescheid weiß. Es wird sich, z. B. bei der Anwendung eines bitter schmeckenden Lokalanästhetikums zur Betäubung der Pharynxwand, dieser Eingriff bei ihm viel leichter durchführen lassen, wenn man ihn vorher darüber unterrichtet hat. Man soll vor einer Intubation beim Nichtnarkotisierten diesem erklären, daß er nach Einführen des Tubus nicht mehr in der Lage sein wird zu sprechen, daß er aber kurz darauf einschlafen wird.

Betäubung des Pharynx und Larynx

Ihre Durchführung kann auf verschiedenen Wegen erreicht werden, entweder mittels Aufsprühens durch Zerstäuber oder durch Auftragen des Mittels mit einem angefeuchteten Schwamm mit Hilfe der direkten oder indirekten Laryngoskopie.

Indirekte Laryngoskopie

Der Nachteil der indirekten Methode besteht darin, daß der Patient, der seine Prämedikation vorher erhalten hat, während des Eingriffes in sitzender Stellung gehalten werden muß, daß aber seine zirkulatorischen Reflexe gestört sind. Als Folge hiervon beobachtet man eine oft erhebliche Hypotension, seltener auch Ohnmacht und Erbrechen.

Lokalanästhetikum

Zur Lokalanästhesie verwendet man eine 2%ige Pantocainlösung, vorzugsweise ohne Suprareninzusatz, denn es besteht bei Verwendung dieser Kombination die Gefahr, Arhythmien auszulösen. Die 2%ige Pantocainlösung ist ein wirksamer und relativ sicher anzuwendendes Agens bei Verwendung nur kleiner Mengen, das heißt bei 2—4 ccm. Während der Durchführung der Anästhesie soll man den Patienten dazu anhalten, alle überschüssige Pantocainlösung auszuspucken, um die zur Resorption gelangende Menge möglichst gering zu halten. Man erreicht den Larynx leichter, wenn man vorher die Lippen, die Mundhöhle und den Pharynxraum gut anästhesiert hat.

Direkte Laryngoskopie

Bei Anwendung der direkten Methode kann man das Laryngoskop einführen, sobald die Schleimhaut von Mundhöhle und Pharynx gefühllos geworden sind. Man soll nach Möglichkeit nicht nur die Stimmbänder, sondern auch die obere Trachea anästhesieren. Die Intubation kann dann in leichterer Narkose erfolgen.

Indikation. Ob man diesen Eingriff in Lokalanästhesie vornehmen soll oder nicht, ist abhängig von der Einstellung des Anästhesisten. Es ist sicher, daß die Chance, einen Laryngospasmus oder einen der Reflexe, deren Bahn im oberen Respirationstraktus verläuft, auszulösen, in örtlicher Betäubung geringer ist. Diese Reflexe beobachtet man am häufigsten bei Verwendung von Parasympathikomimetika, wie es die Barbitursäurederivate und Cyclopropan sind. In den Augen einiger Autoren stellt der Gebrauch dieser Narkotika eine Indikation zur Intubation in Lokalanästhesie dar[2]). Andere Autoren wollen sie bei schwer herzleidenden Patienten oder solchen in schlechtem Allgemeinzustand angewandt wissen[3]). Denn in diesen Fällen würde eine auch nur kurz dauernde Hypoxämie, wie sie bei einem eventuellen Laryngospasmus auftritt, für den Kranken schädlich sein.

Intubation des Nichtnarkotisierten

Die Indikation zur Intubation in Lokalanästhesie ist abhängig vom Allgemeinzustand des Patienten oder von einer vorauszusehenden Schwierigkeit bei einer Intubation in Narkose. Es empfiehlt sich, einen betagten Schwerkranken, der intubiert werden muß, besonders auch, wenn er einen schweren Herzbefund aufweist, in dieser Weise zu intubieren. Im allgemeinen reagiert er bei der Schwere seines Zustandes während des Eingriffes kaum. Nach der Intubation wird man ihn im ersten Abschnitt des dritten Narkosestadiums halten oder auch noch oberflächlicher, unter gleichzeitiger Zuhilfenahme von Lokalanästhesie im Operationsfeld. Sollte eine Entspannung des Kranken notwendig werden, kann man geringe Curaredosen geben, da die Atmung hier unter Kontrolle des Anästhesisten steht. Patienten, bei denen sonst eine Operation nicht möglich wäre, können in dieser Weise behandelt werden. Daneben erscheint die Intubation in örtlicher Betäubung besonders bei Mißbildungen im Bereich der oberen Luftwege angezeigt. Auch Abszeßbildungen im Bereich der Mundhöhle oder des Schlundraumes (Retropharyngealer Abszeß, Angina Ludovici) erfordern dieses Vorgehen, um einer Aspirationsgefahr durch intakten Reflexmechanismus begegnen zu können[4]).

Einleitung durch intravenös injizierte Narkotika

Spritze. Ist die Narkoseeinleitung durch ein schnell wirkendes Barbitursäurederivat beabsichtigt, muß, um keine Zeit zu verlieren, eine gefüllte Spritze zur sofortigen Injektion bereitliegen. Ein zweckmäßiger Weg, die Kanüle einzuführen, ist, sie mit ihrer Spitze zur Körperperipherie hinzeigen zu lassen. Man kann z. B. in dieser Weise eine Oberarmvene punktieren und dort die Spritze mit einem Pflasterstreifen so fixieren, daß man sie, am Kopfende des Tisches stehend, mit einer Hand selbst bedienen kann. Ein weiterer Vorteil dieser Methode ist, daß sich an der Nadelspitze bildende Koagula durch den Blutstrom sofort weggewaschen werden und eine in dieser Weise eingeführte Kanüle viel länger durchgängig bleibt als eine in der üblichen Form eingeführte (s. Abb. 8).

Schnelligkeit der Injektion. Es ist von Vorteil, die Barbitursäurepräparate rasch zuführen zu können, wobei kleine Dosen ausreichen, um Bewegungen und Reflexe, wie sie in oberflächlicher Narkose beobachtet werden, zu unterdrücken. Es ist nicht notwendig, den Patienten von vornherein in tiefe Narkose zu bringen. Will man aber das Barbitursäurederivat nur als Basisnarkotikum verwenden und die Narkose anschließend auf Äther umstellen, erweist sich die Möglichkeit zu schnellem Nachinjizieren von grundlegender Wichtigkeit. Äther nach einer intravenösen Basisnarkose ruft sehr leicht Reizhusten hervor. Dieser Husten läßt sich ebenso wie durch Muskelkontraktion bedingte Reflexe, z. B. Erbrechen und Laryngospasmus (siehe Kapitel I), durch rasches Vertiefen der Narkose mit Hilfe einer kleinen Barbitursäuredosis ausschalten. Auch die anderen nicht erwünschten Reflexe kann man in dieser Weise unterdrücken.

Was die Geschwindigkeit anbetrifft, mit der die Injektion erfolgen sollte, so hat man feststellen können, daß bei schnell injizierter Anfangsdosis die Gesamtmenge des benötigten Narkotikums geringer ist. Das setzt allerdings voraus, daß man die wirksame Anfangsdosis vorher abschätzen kann. Das kann zwar anfangs Schwierigkeiten bereiten, aber die Erfahrung hilft einem da bald. Die Anfangsdosis ist abhängig von der Höhe des Grundumsatzes, von dem Wirkungsgrad der Prämedikation, von Körpergröße und Gewicht des Patienten, von dessen Alter und Geschlecht und nicht zuletzt von seinem Allgemeinzustand. Zur Verhinderung eines ausgeprägten zweiten Stadiums, des Exzitationsstadiums, ist es erforderlich, die Narkoseeinleitung in kurzer Zeit durchzuführen.

Höhe der Dosierung. Wie kann man erkennen, ob die verabreichte Dosis ausreichend ist? Wenn der Patient auf Ansprechen nicht mehr reagiert, kann man annehmen, daß die Einleitungsdosis ausreichend war, vorausgesetzt, daß man mit der in der Vene liegenden Spritze schnell nachinjizieren kann, falls der Patient beim Hautschnitt reagieren sollte.

Nasale Intubation. Die nasale Intubation kann in Barbitursäurebasisnarkose schon in diesem oberflächlichen Stadium erfolgen. Man kann sogar sagen, daß das oberflächliche Stadium für ihre Durchführung geeigneter ist. Eine Schwierigkeit besteht darin, daß der Patient, sobald der Tubus eingeführt ist, zu starkem Husten neigt. Dieses Problem läßt sich leicht lösen durch schnelles Vertiefen der Narkose bis zu dem Stadium, in dem dieser unerwünschte Reflex nicht mehr auftritt.

Orale Intubation. Die orale Intubation dagegen verlangt völlige Entspannung. Auch sie kann in oberflächlicher Barbitursäurederivatnarkose durchgeführt werden, wenn man dem Patienten beim Einschlafen Curare spritzt. Der Nachteil ist hier, daß es sich nicht vermeiden läßt, daß eine gewisse Zeitspanne verstreicht, während der der Patient gelähmt ist und mit der Atmung aussetzt. Dies ist die Folge der Höhe der Curaredosis, die man geben muß, um die Intubation durchführen zu können. Man kann dieser Schwierigkeit begegnen, wenn man dem Patienten durch helfende Beatmung im geschlossenen System 100%igen Sauerstoff zuführt bis zu dem Augenblick, da das Curare seine volle Wirkung tut (etwa nach 4 Minuten). Auf diese Weise wird durch Lösung des Sauerstoffs im Blut der Blutspiegel erhöht. Mit Nachdruck wird darauf hingewiesen, daß bei Anwendung dieser Methode ein geschlossenes System mit Maske zur Hand sein muß. Der Gasbeutel sollte vorher gefüllt sein, und alles muß zur künstlichen Atmung vorbereitet sein für den Fall, daß die Intubation nicht sofort gelingt. Man sollte die eben geschilderte Methode nur bei herzgesunden Patienten anwenden. Sie ist kontraindiziert bei Bestehen einer auch noch so geringen Herzdekompensation. Auch in der Thoraxchirurgie ist es von größter Wichtigkeit, daß man weder die vegetativen Funktionen herabsetzt, noch einen Zustand von Anoxämie vor Beginn dieses Eingriffes entstehen läßt. Auch für einen Kranken im Schockzustand oder in schlechtem Allgemeinzustand ist diese Form der Intubation mit besonderer Vorsicht zu üben. Sie sollte in jedem Falle auch nur von solchen Anästhesisten ausgeübt werden, die eine Intubation unter Zuhilfenahme der verschiedensten Methoden technisch durchführen können.

Einleitung durch Inhalationsnarkotika

Die Narkoseeinleitung durch Inhalation wird am zweckmäßigsten mit Lachgas vorgenommen. Es steht seiner Brauchbarkeit nach an erster Stelle in der Liste der einleitenden Narkotika.

N_2O mit Basisnarkose. Bei Kombination mit Barbitursäurederivaten kann man dem Patienten die Maske zur Überleitung auf Lachgasnarkose auf das Gesicht legen, sobald er nicht mehr ansprechbar ist. Man läßt hier den Kranken aus dem vorher mit reinem Stickoxydul gefüllten Gasbeutel ohne Schaden drei bis vier Atemzüge tun und fügt dann Sauerstoff hinzu. Eine sichere Mischung ist 4 Liter Stickoxydul 1 Liter Sauerstoff (20% O_2). Diese Mischung ist zu Narkosezwecken ausreichend, wenn vorher Avertin oder ein Barbitursäurederivat zur Einleitung gegeben wurden. Wenn zu Narkosebeginn Lachgas vor Äther gegeben wird, sollte man solange, bis der Patient nicht mehr ansprechbar ist, eine Mischung von Lachgas zu Sauerstoff im Verhältnis 6 : 1 wählen. Man darf aber nicht glauben, daß das Lachgas gleich nach Aufsetzen der Maske seine volle Wirkung entfaltet. Es vergeht bis zur vollen Wirkung eine längere Zeitspanne, da der Stickstoff, der sich unter normalen Bedingungen in allen Geweben findet, erst eliminiert und durch Lachgas ersetzt sein muß. Das geht folgendermaßen vor sich: Im „halbgeschlossenen" oder „geschlossenen" System ist zu Narkosebeginn der Stickstoff-Partialdruck gleich Null. Das gleiche gilt für den des Lachgases in den Geweben. In Übereinstimmung mit dem Gesetz über die Diffusion der Gase müssen sich die Partialdrucke einander angleichen. Der Stickstoff verläßt die Gewebe, er wird durch Lachgas ersetzt, bis der Partialdruck in den Geweben und im Narkosesystem die gleichen Werte erreicht hat. Wenn man den Gasbeutel bei offenem Gaszustrom regelmäßig nach 4 bis 5 Atemzügen leert, wird mehr Stickstoff von den Geweben abgegeben werden und durch das höher konzentrierte Gas, in diesem Fall das Lachgas, ersetzt werden. Man muß immer im Auge behalten, daß Stickoxydul ein sehr schwach wirkendes Gas ist, und daß es eine tiefere Narkose als bis zum ersten Abschnitt des dritten

Stadiums nicht ermöglicht. Man muß weiter daran denken, daß die Narkoseeinleitung mit Lachgas relativ lange Zeit in Anspruch nimmt, und daß, wenn es nicht zusammen mit Barbitursäurederivaten oder Avertin verwandt wird, auch ein Exzitationsstadium auftritt, besonders ausgeprägt bei Patienten mit ungenügender Prämedikationsdosis, bei schweren Alkoholikern, bei Rauschgiftsüchtigen, oder auch, wenn die Einleitung in lärmender Umgebung vorgenommen wird.

N_2O mit Äther. Wie kann man nun Lachgas zur Einleitung vor Äther verwenden und trotzdem ein zweites Stadium vermeiden? Das läßt sich erreichen durch die Kombination einer ausreichenden, zum rechten Zeitpunkt gegebenen Prämedikationsdosis mit ruhiger und schneller Konzentrationsänderung des Gasgemisches im Narkosesystem. Nachdem man dem Patienten vorher gesagt hat, daß man ihm die Maske auflegen wird, und daß das einzuatmende Gas nicht unangenehm für ihn sei, kann man mit der Narkoseeinleitung beginnen und den Kranken auffordern, tief durchzuatmen. Es ist ratsam, die Maske entweder zu Beginn, während der Patient noch bei Besinnung ist, ganz leicht mit den dafür vorgesehenen Bändern zu fixieren, oder, wenn das nicht möglich ist, sie solange mit der Hand zu halten, bis der Patient so tief schläft, daß er diese Manipulation nicht mehr bemerkt. Sobald man glaubt, eine kleine Äthermenge zuführen zu können, soll man den Versuch wagen. Man lasse sich Zeit! Sollte der Patient Husten oder Schlucken oder irgendeine andere Reaktion zeigen, wird man die Ätherzufuhr abstellen und den Gasbeutel schnell mit Lachgas oder Sauerstoff füllen, je nachdem, ob der Patient zusätzlich Sauerstoff benötigt oder nicht. Dadurch geht die Ätherkonzentration im Narkosesystem zurück, der folgende Atemzug wird die Schleimhaut weniger reizen. Nach ein oder zwei weiteren Atemzügen wird man sich erneut mit Äther einzuschleichen versuchen. Dabei ist zu bedenken, daß solange man ein 4: 1 Lachgas-Sauerstoffgemisch benutzt, dieses wegen der hohen Gaskonzentration nur im „halbgeschlossenen“ System verwandt werden kann, wobei ein gewisser Prozentsatz Äther durch das Ausatmungsventil entweicht. Will man aber die Ätherkonzentration im System aufrechterhalten, ist es erforderlich, dieses zu schließen bei gleichzeitiger Verringerung des Gaszustromes. Eine Mischung von 50: 50 Stickoxydul-Sauerstoff (z. B. 500 ccm Lachgas: 500 ccm Sauerstoff) erweist sich im allgemeinen als ausreichend. Sobald der Patient bis zum ersten Abschnitt des Toleranzstadiums gekommen ist, das heißt, wenn seine Atmung unter erhaltener Beteiligung der Thoraxmuskulatur regelmäßig wurde, kann man die Lachgaszufuhr einstellen. Man sollte sich nicht entmutigen lassen, wenn man während der Einleitung gezwungen wird, den Versuch, sich mit Äther einzuschleichen, zwei- oder dreimal zu wiederholen.

Absorber. Zur Frage, wann der Absorber einzuschalten ist, kann man sagen, daß für einen jungen Patienten in gutem Allgemeinzustand eine gewisse Menge Co_2 einen Atemanreiz darstellt, der sich für die frühen Stadien der Narkoseeinleitung günstig auswirkt. Ein Kohlendioxydüberschuß bei Kranken in schlechtem Allgemeinzustand ist zu vermeiden.

Rachentubus. Der geeignete Zeitpunkt zum Einführen des Rachentubus ist oft nur schwer zu bestimmen. Häufig besteht zu der Zeit, da er gute Dienste leisten könnte, eine nicht zu überwindende Kiefer-

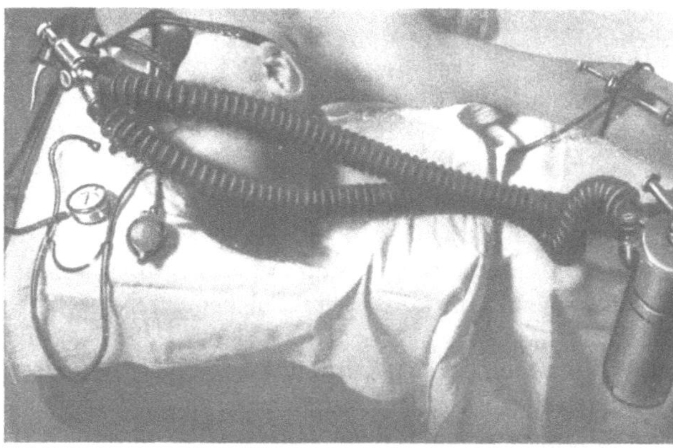

Abb. 12. Kreissystemmaske, fest angelegt. Der Kopf des Patienten liegt in Hyperextention, um den Luftweg freizuhalten.

klemme. Oft wagt man es auch nicht, ihn einzuführen, aus Besorgnis, einen Brechreiz auszulösen. Im zweiten Narkosestadium tritt, solange die Muskulatur noch krampft, zuweilen eine Behinderung des Atemdurchgangs durch die Zunge auf.

Nasopharyngealtubus. Wenn es nicht gelingt, diesen Zustand zu beheben und die Atmung infolge der Obstruktion oberflächlich bleibt, ist es ratsam, einen Nasopharyngealtubus einzuführen. Man sollte hierbei aber nicht vergessen, daß infolge der Atembehinderung eine Hyperämie des Nasenraumes besteht, die bei Einführen des Tubus leicht zu Nasenbluten führen kann. Die Situation wird dadurch erheblich kompliziert. Wenn jedoch die Narkose etwas tiefer ist, wird die Muskelentspannung es erlauben, den Rachentubus einzuführen. Die Narkoseeinleitung wird sich durch den so ermöglichten gesteigerten Atemluftaustausch erheblich beschleunigen lassen.

Exzitationsstadium. Tritt während der Narkoseeinleitung ein zweites Stadium ein, so sollte man dessen Abklingen geduldig abwarten, wenn nicht schnellwirkende Narkotika wie Cyclopropan oder Barbitursäurederivat zur Hand sind, die es ermöglichen, die Narkose rasch zu vertiefen.

Schleim. Verlegen einmal Schleimmassen die Luftwege, so kann man vorsichtig, wegen der Gefahr des Nasenblutens, mit einem Katheter auf dem Wege über die Nase deren Absaugung vornehmen.

Erbrechen. Sollte der Patient erbrechen, muß er sofort abgesaugt werden. Es empfiehlt sich, danach abzuwarten, bis er sich soweit erholt hat, daß er in der Lage ist zu husten, um dann die Narkose fortzusetzen.

Narkosezeichen

a) bei Äther

Es erübrigt sich wohl, ausführlicher über die nachweisbaren Atemveränderungen unter Einwirkung von Äther zu sprechen. Wohl die meisten Leser dieses Buches haben ausreichend Erfahrung bei Anwendung der offenen Tropfnarkose gesammelt, um zu wissen, in welchem Stadium der Narkose sich der Patient jeweils befindet. Doch scheint es angebracht, eine Bemerkung anzufügen über die Art, wie die verschiedenen Narkotika die klassischen Zeichen der Narkose verändern.

b) bei Evipan

Evipan ist zwar ein rasch wirkendes Barbitursäurederivat, sein Wirkungseintritt ist jedoch nicht so rasch, als daß sich in jedem Fall ein Exzitationsstadium vermeiden ließe.

c) bei Pentothal

Im Gegensatz dazu kommt es bei der Pentothalnarkose, obwohl das Präparat auch ein Barbitursäureabkömmling ist, fast nie zu einem zweiten Stadium. Eine Ausnahme machen hierbei eigentlich nur Patienten, die zu Alkoholabusus neigen. Das Atemzentrum wird durch Evipan nicht so frühzeitig gedämpft wie durch Pentothal.

d) bei N_2O

Lachgas dagegen zeigt alle typischen Zeichen einer Narkose bis zum ersten Abschnitt des dritten Stadiums.

e) bei Cyclopropan

Bei Cyclopropan lassen sich die einzelnen Stadien nicht so scharf voneinander abgrenzen, indem die Herztätigkeit verlangsamt, und die Atmung gedämpft wird[5]). Am verläßlichsten und überall deutlich ausgeprägt finden sich bei den verschiedenen Narkotika die Atemveränderungen. Mit Ausnahme der Äthernarkose sind diese zwar oft atypisch, aber solange die Thoraxatemmuskulatur noch arbeitet, ist der Patient nicht über den zweiten Abschnitt des Toleranzstadiums hinaus. Pupillenweite, Augapfelbewegungen, der Kornealreflex u. a. sind praktisch ohne Bedeutung. Ein nützliches, bei allen Narkosen nachweisbares Zeichen ist das der Feuchtigkeit des Bulbus. Wenn dieser trocken ist, befindet sich der Patient in einem Zustand gefährlicher Überdosierung. Während der Einleitung sind auch Puls und Blutdruck gute Anzeiger für die Tiefe der Narkose. Besonders bei Narkoseeinleitung mit Äther ist die möglichst schriftlich zu fixierende Kontrolle dieser Werte wichtig, um die vorher unerkannten Herzfälle zu erfassen, bei denen nur ganz geringe Mengen des Narkotikums ausreichen, eine tiefe Narkose herbeizuführen. Gleichzeitig erfolgt hier als warnendes und zugleich nützliches Zeichen ein Abfall des Blutdruckes.

Die Intubation

Orotracheale Methode

Eine orotracheale Intubation setzt die Entspannung der Kiefermuskulatur voraus. Sie läßt sich, wie schon oben erwähnt, gegen Ende des zweiten Abschnittes des Toleranzstadiums durchführen. Bei Verwendung irgendeines Narkotikums ist sie schon während des ersten Abschnittes unter Zuhilfenahme von Curare möglich. Sobald die Muskelentspannung eingetreten ist, müssen alle Handgriffe des Anästhesisten schnell und zielsicher sein. Man muß schon während der Narkoseeinleitung jeden Schritt dieses Eingriffes durchdenken. Nach Abnehmen der Narkosemaske wird der Rachentubus mit der rechten Hand entfernt. Das Laryngoskop wird nach vorheriger Erprobung seiner Beleuchtung vom Thorax des Patienten, wohin es vorher griffbereit gelegt worden war, aufgenommen und mit der linken Hand in die rechte Mundseite eingeführt, während die rechte Hand den Unterkiefer des Patienten extendiert und anhebt. Die Zunge liegt links seitlich vom Spekulum, sie wird durch das Instrument zur Seite gehalten. Wenn die Spitze des Instrumentes die hintere Rachenwand erreicht, wird der Handgriff und damit der Unterkiefer des Kranken hoch und leicht fußwärts gehoben. Die Spitze wird beim Anheben des Laryngoskops die Epiglottis aus dem Gesichtsfeld ziehen und auf diese Weise die Stimmbänder zur Darstellung bringen (s. Abb. 13). Sobald die Stimmritze deutlich sichtbar ist, kann man den Tubus vorsichtig einführen (s. Abb. 14). Danach wird das Laryngoskop entfernt, und an seine Stelle werden ein Rachentubus oder ein Mundsperrer eingesetzt. Jetzt wird man den Trachealtubus durch den vorher zurechtgemachten Pflasterstreifen (s. Kapitel I „Technik der Endotrachealnarkose") fest im Gesicht des Patienten fixieren. Falls der Eingriff jedoch mehr als einige Sekunden gedauert haben sollte, tut man gut daran, dem Patienten auf dem Wege über den Tubus erst einige Atemzüge lang Sauerstoff zu geben, ehe man den Tubus definitiv befestigt. Das alles klingt sehr einfach, in praxi sind jedoch einige Klippen zu überwinden.

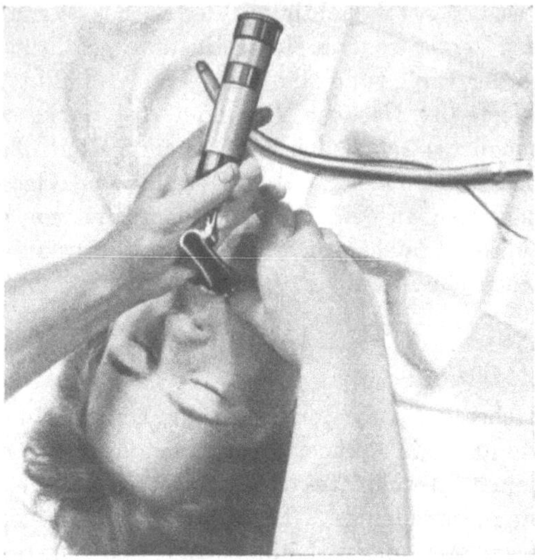

Abb. 13. Beginn der Intubation. Das Laryngoskop wird bei gehobenem Unterkiefer in die rechte Seite des Mundes eingeführt. Der Tubus mit eingeführtem Mandrin liegt auf der Brust des Patienten bereit.

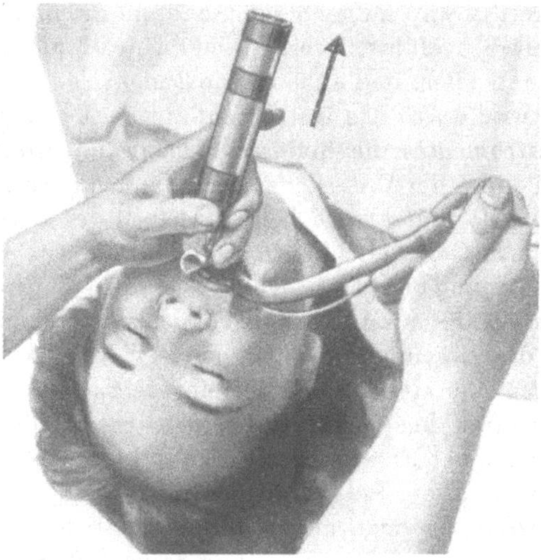

Abb. 14. Haltung des Laryngoskopes mit gestrecktem Handgelenk, während der Einführung des Tubus, die von der Seite gelingt.

Lagerung des Kopfes. Schon die Lagerung des Kopfes kann die Situation vereinfachen oder erschweren. In der Literatur werden verschiedene Arten der Lagerung empfohlen[6]): Hyperflexion, mäßige Beugung oder Hyperextension des Kopfes.

Hyperextension. Um die gewünschte Hyperextension zu erreichen, muß der Kranke etwas angehoben und ein Kissen unter seine Schulterpartie geschoben werden. Das kann für ihn nachteilig werden, da während der Narkose alle Veränderungen seiner Körperlage Kreislaufstörungen auslösen können.

Hyperflexion. Bei Anwendung des Mac Intosh-Laryngoskops erweist sich eine Lagerung in Hyperflexion als nützlich. Die Spitze des Instrumentes wird so eingeführt, daß sie in der Vallecula epiglottica liegt. Zur Einführung eines geraden Spekulums ist nach Ansicht vieler Narkosespezialisten die mäßige Beugung des Kopfes am zweckmäßigsten. Wenn man nicht in Hyperextension intubiert, muß der Trachealtubus in einer Winkelstellung eingeführt werden. Dieses läßt sich mit einem geraden Tubus nicht durchführen. Wenn man nicht einen steifen Tubus oder einen mit gebogenem Mandrin wählt, die beide mit ihrer Spitze aufwärts gebogen werden können, ist es praktisch unmöglich, die Intubation auszuführen. In manchen Fällen wird man nach Einführen des Laryngoskops wenig Raum für Intubation vorfinden, besonders bei Patienten mit fleischigen Lippen und Wangen. Man sollte in solch einem Fall einen Helfer bitten, die Wange mit dem Finger oder einem flachen Haken etwas zur Seite zu ziehen. Dann ist es nicht nötig, die Lage des Laryngoskops zu verändern oder es von neuem näher zur Mundhöhlenmitte einzusetzen. Man erleichtert sich den Eingriff, wenn man sich zur Unterstützung des linken Ellenbogens während der Zeitspanne, in der das Laryngoskop den Unterkiefer anhebt, ein dickes Kissen neben den Kopf des Patienten legt.

Fixieren des Tisches. Es ist wichtig, vor Beginn der Intubation den Operationstisch oder die Trage zu fixieren, da sie sonst bei dem auf- und fußwärts gerichteten Druck, den das Laryngoskop auf den Unterkiefer des Patienten ausübt, im kritischen Moment, in dem der Tubus eingesetzt werden soll, fortrollen können.

Auswahl des Tubus. Die Auswahl und Vorbereitung des Tubus sollte schon vor Beginn des Eingriffes gemacht sein. Man tut gut daran, sich zwei verschiedene Stärken zurechtzulegen, damit man, falls der größere sich als nicht passend erweist, gegebenenfalls den kleineren nehmen kann. Bei Thoraxoperationen sollte auch vor Beginn der Intubation die aufblasbare Manschette hinsichtlich ihrer Dichtigkeit geprüft werden.

Vorbereitung des Tubus. Sowohl der Tubus als auch der zugehörige Mandrin müssen vor Gebrauch gut eingefettet werden. Ölt man letzteren nicht ein, wird man ihn nach Einführung des Trachealtubus nicht ohne Schwierigkeiten herausziehen können. Erfolgt die Intubation in der Narkose eines Parasympathikomimetikums, sollte man zum Einfetten ein Lokalanästhetikum (z. B. 1%ige Anästhesinsalbe) verwenden. Es ist darauf zu achten, daß der Mandrin nicht über die Tubusspitze hinausragt, und daß er vor Beginn der Intubation mit einer der Tubusform entsprechenden leichten Krümmung versehen wird. In Höhe des oralen Tubusendes sollte man ihn scharf abbiegen oder sonst fixieren, um ein versehentliches Tieferrutschen des Mandrin in den Tubus zu vermeiden.

Nasale Methode

Zur nasalen Intubation wird man den Kopf des Kranken durch maximale Beugung des Halses in Hyperflexion bringen und einen weichen, leicht gebogenen Tubus verwenden. Diese Krümmung kann man erreichen durch Aufbewahrung des Tubus in einer runden Dose oder in einer kleinen Tasche. Es empfiehlt sich, vor der Operation die Durchgängigkeit der Nase durch getrennt durchgeführte Kontrollatmung beider Nasenlöcher zu prüfen. Man kann sich die nasale Intubation erleichtern. Wenn man sich vorher über diese Verhältnisse orientiert hat, vermeidet man vergebliche Intubationsversuche. Das Auftragen einer dicken anästhesierenden Ölschicht auf den Tubus erleichtert dessen Einführung erheblich. Man schiebt zuerst bis zum Nasopharyngealraum vor und dirigiert ihn von dort aus langsam und vorsichtig tiefer. Befindet er sich in der gewünschten Richtung, bleibt das Atemgeräusch rauh. Unter dieser Lautkontrolle läßt man ihn über den Zungengrund abwärts entlang der hinteren Pharyngealwand in den Larynx gleiten. Das geht natürlich nur bei normalen anatomischen Verhältnissen. Wenn die Tubusspitze den Kehlkopf erreicht hat — Atemgeräusch klingt noch immer deutlich durch den Tubus, aber es hat ein Hindernis getroffen — wird man warten, bis der Patient einen tiefen Atemzug ausführt oder hustet. Dabei wird er die Stimmritze so weit öffnen, daß man mit einer schnellen Bewegung den Tubus einführen kann. Wenn der Intubationsversuch ohne Sicht des Auges nicht gelingen sollte, das heißt, wenn man durch verschiedenste Lagerung des Kopfes von maximaler Beugung bis zur Überstreckstellung, auch unter gleichzeitiger abwechselnder Seitenlagerung nach rechts oder links, keinen Erfolg hat, sollte man das Laryngoskop zur Hilfe nehmen. Die Tubusspitze wird hier mit Hilfe einer langen Pinzette bis in die Höhe der Stimmritze dirigiert und durch leichten Druck in die Trachea eingeführt.

Test zur Kontrolle der Tubuslage

Erheben sich Zweifel, ob der Tubus in der Trachea liegt, so ist ein einfacher und nützlicher Test folgender: man bläst in den Tubus hinein und sieht, ob man damit die Lungen ausdehnt. Im allgemeinen wird nach Einführung des Tubus, sobald dieser die Trachealschleimhaut erreicht hat, ein nicht zum Effekt führender Hustenstoß auftreten. Aufblasen der Manschette (s. S. 39.)

Aufrechterhaltung der Narkose

Transport

Wenn die Narkoseeinleitung nicht auf dem Operationstisch stattgefunden hat, wird man nach ihrer Durchführung den Patienten auf den Tisch umlagern lassen. Der vorsichtige Transport allein ist dafür maßgebend, ob man den Blutdruckwert des Kranken in diesem Stadium aufrechterhalten kann oder nicht. Ein breitgefaltetes Handtuch oder Bettuch, das man vor Narkosebeginn unter die Lendengegend des Patienten geschoben hat, wird zum Transport an beiden Enden angefaßt. Man sollte den Patienten damit, und unter Unterstützung von Kopf, Oberkörper und Beinen, von beiden Seiten aus auf den Tisch heben, nachdem man vorher die Trage an das Kopfende des Operationstisches geschoben hat. Ein so durchgeführter Transport ist sehr viel schonender für den Kranken, als wenn man ihn auf die Arme eines kräftigen Wärters lädt und wie einen Mehlsack durch den Raum trägt. Das gefaltete Tuch bleibt zur Benutzung für den Rücktransport liegen (s. Abb. 15). Es kann während der Operation zum Befestigen der Arme des Patienten auf dem

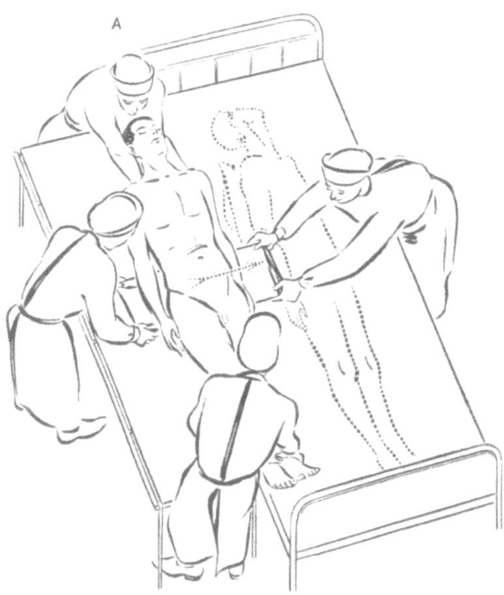

Abb. 15. Transport des Patienten mit einem Tuch vom Operationstisch ins Bett. A. bezeichnet den Narkotiseur, der den Kopf des Patienten zwischen seinen Ellenbogen hält. Im Bett, wenn der Patient noch schläft, wird ein Kissen unter eine Schulter geschoben, um den Kopf nach hinten fallen zu lassen.

Operationstisch Verwendung finden, indem man es beiderseits in Höhe der Ellenbogengegend um die Arme des Kranken schlägt und die Tuchenden unter die Gummimatratze des Operationstisches schiebt (s. Abb. 17).

Armstütze

Falls notwendig, kann man auch eine einfache Armstütze anbringen, die stabiler ist als die allgemein benutzten. Ein einfaches Brett, das lang genug sein muß, um die Länge des Armes zu tragen, wird unter dem Körper des Patienten ein Stück unter die Gummimatratze gelegt. Diese Stütze hat den Vorteil, an jeder Stelle des Tisches eingeschoben werden zu können, wobei sie unabhängig von irgendwelchen Befestigungsmechanismen am Tisch ist.

Lagerung des Patienten

Wenn die Operation eine atypische Lagerung des Patienten erforderlich macht, ist es ratsam, den Blutdruck laufend zu kontrollieren (s. Abb. 16 u. 17). Wie schon oben erwähnt, bringt z. B. eine Seiten-

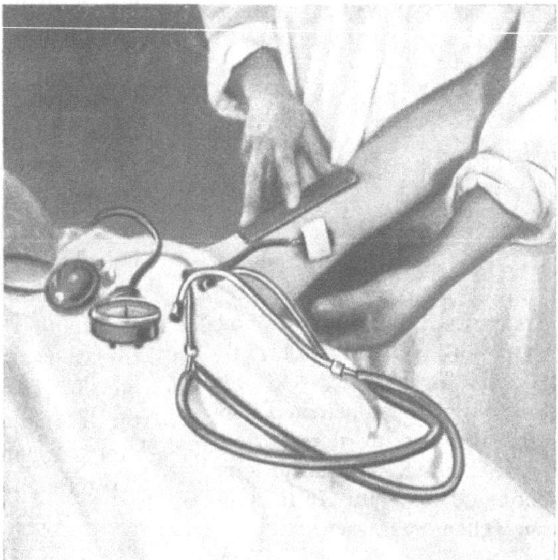

Abb. 16. Anbringen des Blutdruckapparates. Das Stethoskop ist auf der A. brachialis befestigt.

lage oft schwere Veränderungen der Blutdruckwerte mit sich. Sobald man diese bemerkt, sollte man versuchen, durch Kopftieflagerung eine Besserung zu erreichen. Bleibt diese Maßnahme erfolglos, wird man den Patienten vorsichtig in Rückenlage bringen und solange warten, bis der Kreislauf wieder kompensiert ist. Danach kann man den Versuch einer

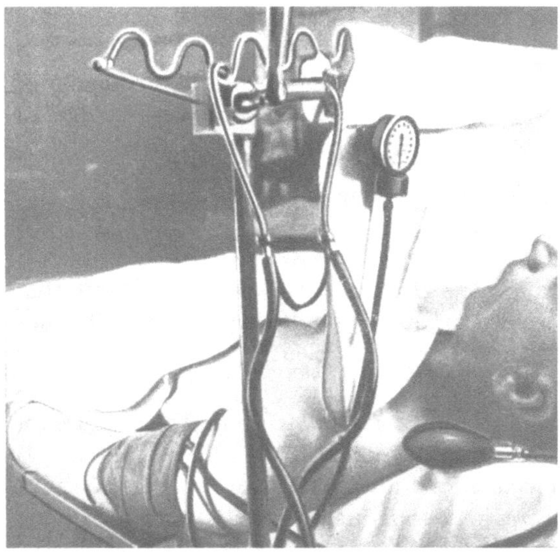

Abb. 17. Blutdruckapparat mit langen Schläuchen, der während der Operation vom Kopfende des Tisches laufend durch den Narkotiseur bedient werden kann.

Seitenlagerung erneut durchführen. Auch ein Übergehen in ein oberflächlicheres Narkosestadium, wobei die Entspannung des Kranken durch Curare erreicht werden kann, ist häufig eine Hilfe. Eine Indikation zur Bluttransfusion besteht in einem solchen Falle nicht. Jedoch kann hier Anwendung peripher wirkender Kreislaufmittel von Nutzen sein.

Operationsbeginn

Zu welchem Zeitpunkt soll mit der Operation begonnen werden? Wenn der Anästhesist darauf vorbereitet ist, eventuellen Bewegungen des Kranken entgegenzuwirken, kann der Hautschnitt in einem Narkosestadium vorgenommen werden, in dem der Patient noch Reaktionen zeigt. Auf diese Weise hat man, wenn Barbitursäurederivate gegeben worden sind, oft noch die Möglichkeit, die

Narkosetiefe festzustellen. Der Schmerz ist hier ein nützlicher Anreiz zur Atmung. Man muß sich dabei natürlich darüber im klaren sein, daß zwischen Reflexreaktion und Schmerzempfindung eine weite Spanne liegt. Hindern die Bewegungsreaktionen des Kranken den Operateur in seiner Tätigkeit, so muß man sie ausschalten. Dies kann entweder durch Vertiefung der Narkose oder mit Hilfe von Curare geschehen. Bei einer Äthernarkose sollte man deren Tiefe zu Beginn des Eingriffes davon abhängig machen, ob die Operation vollständige Muskelentspannung verlangt oder nicht. Wenn das notwendig ist, erhebt sich die Frage, zu welchem Zeitpunkt der Operateur völlige Muskelentspannung bei seinem Vorgehen benötigt.

Narkosetiefe während der Operation

Die vegetativen Funktionen des Patienten werden am wenigsten beeinträchtigt, wenn man die Narkose sehr oberflächlich hält. Will man ohne Curare arbeiten, so sollte man sie nur für die Zeit während der Operation vertiefen, in welcher eine völlige Muskelentspannung erforderlich ist.

Curare. Man kann Curare mit jedem Narkotikum zusammen verwenden. Es zeigt sich allerdings, daß bei einer Äthernarkose viel kleinere Dosen erforderlich sind als beim Gebrauch von Narkotika, die selbst keine Muskelentspannung hervorrufen. Anstatt Curare nachzuinjizieren, kann man durch Zusatz einer ganz kleinen Dosis Äther oft die Curare-Lähmung wieder bewirken.

Dosierung. Man wird beobachten, daß die Anfangsdosis größer sein muß als die nachfolgenden Dosen, um denselben Effekt zu erzielen. Durch eine richtig gewählte Curaredosis kann man eine allgemeine Muskelentspannung ohne ernstere Beeinträchtigung der Atemmuskulatur erreichen. Eine derartige Curare-Anwendung ist jedoch in den Händen Ungeübter und Unerfahrener gefährlich, es sei denn, es besteht die Möglichkeit, die Lungen künstlich durch Druck auf den Gasbeutel zu beatmen, bzw. mit dichtsitzender Maske oder Tubus (s. Abb. 18). Setzt in einem solchen Fall die Beatmung sofort ein, läßt sich mit Curare eine Operation in oberflächlicher Narkose durchführen. Es ist richtiger, sich bei einer Curareüberdosierung auf die künstliche Beatmung als auf die antagonistische Wirkung von Prostigmin zu verlassen. Wenn man Curare nur in kleinen Dosen verabreicht und bis zur nächsten Dosis einige Zeit verstreichen läßt, wird man den Grad seiner Wirkung besser beurteilen können. Man kann dann abschätzen, wie hoch die nachfolgende Dosis bemessen werden muß. Allgemein kann gesagt werden, daß bei Äthernarkose eine Curaredosis den dritten Teil der bei anderen

Narkotika notwendigen Curaremengen ausmacht. Die Anfangsdosis bei Barbitursäurederivaten oder Stickoxydul hält sich, wenn man eine Muskelerschlaffung ohne Beteiligung der Atemmuskulatur erreichen will, bei 6—9 mg für Frauen und bei 9—12 mg für Männer. Natürlich wird man diese Werte dem Allgemeinzustand des Kranken anzupassen suchen. Die volle Curarewirkung tritt nach 4 Minuten ein.

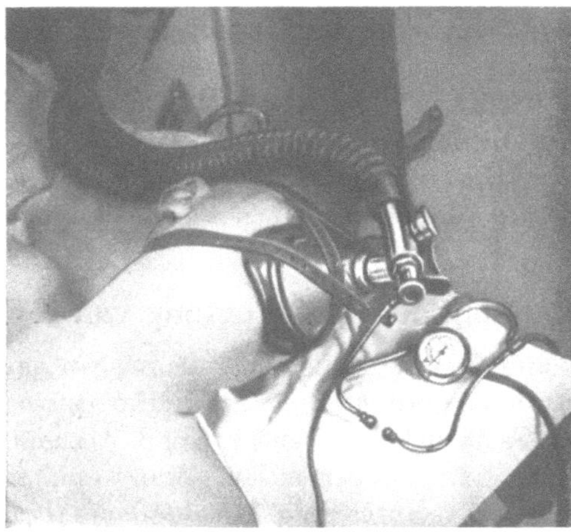

Abb. 18. Befestigte Maske — kreuzweises Anlegen der Bänder dürfte den Schluß der Maske verbessern.

Man kann sich viel ersparen, wenn man dieses Intervall verstreichen läßt, bevor man eine weitere Dosis injiziert, die man nicht größer als etwa ein Drittel bis ein Halbes der Anfangsdosis wählen sollte. Die Anwendung erfolgt natürlich intravenös, die Wirkungsdauer beträgt etwa eine halbe Stunde. Die Zeichen der Narkose ändern sich unter Curareeinwirkung grundlegend.

Die Narkosetiefe unter Curare. Wie kann man die Narkosetiefe unter Curare-Einwirkung abschätzen? Oft ist die Entscheidung darüber recht schwierig. Wenn man weiß, welche Narkotikumdosis vor der Curare-Injektion gegeben wurde und wie der Patient darauf reagiert hat, kann man bei einiger Übung ziemlich genau abschätzen, wieviel Anästhetikum zur Aufrechterhaltung der Narkose noch erforderlich ist. Es ist jedoch unmöglich, hier bestimmte Richtlinien aufzustellen. Unter der Curare-Einwirkung ist es das Wichtigste, den Patienten schmerzfrei zu halten. In den meisten Fällen ist es ausreichend, wenn man ihn für die Dauer der Narkose gerade ohne Bewußtsein halten kann. Er wird sich später nicht an die durchgemachten Erfahrungen erinnern.

Narkosebeendigung

Tiefe und Entspannung

Wenn sich die Operation ihrem Ende nähert und der Kranke während ihrer Dauer nur oberflächlich narkotisiert war, wird man zur Durchführung einer schmerzfreien Hautnaht die Narkose kurzdauernd vertiefen müssen. Oft reicht hierzu ein Lachgas-Sauerstoffgemisch 50: 50 aus. Auch die Durchführung der Peritonealnaht, wenn man gegen Ende der Operation ohne Curare auskommen will, macht ein Vertiefen der Narkose erforderlich. Das setzt natürlich voraus, daß Äther oder Cyclopropan zum Vertiefen verwandt werden. Ein Barbitursäurederivat, gegen Ende der Operation verabreicht, würde keine Entspannung des Patienten, dafür aber einen stundenlangen Nachschlaf zur Folge haben.

Beschleunigung der Ausscheidung von Narkotika

Wenn man die Narkose vertieft hat, kann man nach Beendigung der Peritonealnaht die Ausscheidung des Narkosegases beschleunigen, indem man den Gasbeutel häufig entleert und bis zum Operationsende den Patienten nur Sauerstoff atmen läßt. Man kann jedoch auch vorher den Narkoseapparat abschalten. Der durch die Hautnaht bedingte Schmerzreiz wird, wenn sich der Patient nicht mehr in zu tiefer Narkose befindet, gleichfalls durch vertiefte Atmung die Ausscheidung des Narkotikums fördern. Dieser Schmerzreiz erhöht den Grundumsatz, und für einen Kranken, der gegen Ende der Operation noch in zu tiefer Narkose ist, stellt er auf dem Wege über eine vertiefte Atmung ein wirksames Weckmittel dar. Findet man, daß zu diesem Zeitpunkt noch eine gewisse Barbitursäurederivatwirkung vorhanden ist, kann man dem Patienten reinen Sauerstoff zuführen, oder die Maske abnehmen.

Extubation

Nach Beendigung der Operation erhebt sich die Frage, zu welchem Zeitpunkt die Extubation vorgenommen werden soll. Im allgemeinen kann man sie, wenn ein ausreichender Atemaustausch gewährleistet ist, sofort durchführen. Ist die Atmung des Kranken dagegen oberflächlich, wird geraten, abzuwarten und die Atmung bei der Inspiration durch Druck auf den Beutel solange zu unterstützen, bis der Patient in der Lage ist, sie selbst zu übernehmen.

Belassen des Tubus. Es gibt gewisse Indikationen, den Trachealtubus nach der Operation noch liegen zu lassen. Bei Fällen, die postoperativ eine Behinderung der Luftwege durch Ödem oder Blutung befürchten lassen, ist dieses Vorgehen unbedingt zu empfehlen, ebenso bei ausgedehnten Operationen im Bereich des Mundes, des Unter- und Oberkiefers, wie sie manchmal bei Karzinomen dieser Gegend notwendig werden. Der Tubus kann ohne Bedenken 24 Stunden liegenbleiben. Man wird den Patienten von der Notwendigkeit dieser Maßnahme überzeugen und ihm sagen, daß er, infolge Stimmbandbehinderung durch den Tubus, während dieser Zeit nicht in der Lage ist, zu sprechen. Sobald man jedoch an der Art des Atemgeräusches Sekretansammlung feststellt, sollte man absaugen, da der Patient nicht in der Lage ist, auszuhusten. In der Literatur werden einige Fälle beschrieben, bei denen der Tubus für längere Zeit liegen gelassen wurde, ohne daß ernstere Schäden eingetreten wären. Man wechselt den Tubus in Abständen, sobald eine Verengung der Lichtweite durch eingedickte Schleimmassen, die die Atmung beeinträchtigen, erfolgt[7]).

Sekretabsaugen. Bevor man extubiert, ist es, unabhängig vom Zeitpunkt dieses Eingriffes, wichtig, den Pharynxraum durch Absaugen von Sekret zu entleeren. Dies kann durch den Pharyngealtubus geschehen oder auf dem Wege über die Nase. Allerdings ist in letzterem Falle darauf zu achten, daß man den Absaugekatheter für die Dauer seiner Passage durch die Nase bis zum Erreichen des Pharynxraumes abklemmt. Das Leersaugen ist von großer Wichtigkeit, da die Stimmbänder für die Dauer der ersten Atemzüge nach der Intubation gelähmt sind und damit die Gefahr einer Sekretaspiration besteht. Die Bronchi werden ebenfalls vorher durch den Trachealtubus solange abgesaugt, bis die Atemwege frei von Blut und Schleim sind. Man kann sich durch die Art des Atemgeräusches darüber Gewißheit verschaffen. Nachdem man die Luft aus der Tubusmanschette hat entweichen lassen, wird der Absaugekatheter so weit eingeführt, daß seine Spitze die des Tubus überragt. Er wird in dieser Position belassen, während der Trachealtubus langsam zurückgezogen wird. Man bezweckt damit, die Trachea von einer eventuellen Sekretansammlung zwischen Tubusspitze und Stimmbändern zu befreien. Man tut gut daran, während der Extubation den Mundsperrer liegen zu lassen; denn ein noch nicht ganz wacher Patient kann einmal die Durchgängigkeit des Tubus durch Bißkompression behindern und so sich selbst die Luftzufuhr abschneiden. Die sich daraus ergebende Situation ist ernst.

Transport vom Tisch

Auf die Art des Transportes des Kranken vom Operationstisch zur Trage oder zum Bett wurde bisher allgemein zu wenig geachtet. Bei einem Kranken, der eine schwere Operation durchgemacht hat, kann, wenn er nicht während des Transportes vorsichtig behandelt wird, kurz nachdem er vom Tisch gehoben worden ist, ein Kreislaufkollaps eintreten. Es ist leicht zu erklären, worauf dieser Schock zurückzuführen ist. Ein stabilisierter Kreislauf ist abhängig von einer der Schwerkraft entgegenwirkenden Reflexkontraktion des Gefäßsystems. Bei jeder Körperbewegung würde es zu einer Verlagerung der Blutmengen in die abhängigen Partien des Gefäßsystems kommen, wenn der dem entgegen arbeitende Reflexmechanismus nicht in der Lage wäre, das zu verhindern. Durch die Narkose wird die allgemeine Reflexerregbarkeit, auch die dem Gefäßsystem zugehörige, herabgemindert.

Zeitpunkt des Transportes

R.R.-Wert und Lagerung. Man kann die Kollapsgefahr einschränken, wenn man mit dem Herüberheben des Patienten vom Tisch zur Trage (Bett) solange wartet, bis gleichbleibende Blutdruck- und Pulswerte einen stabilisierten Kreislauf anzeigen, vorausgesetzt natürlich, daß auch der Transport so vorsichtig wie möglich vorgenommen wird. Je mehr der Patient sich dem Erwachen nähert, um so sicherer werden seine Reflexe der Schwerkraft entgegenarbeiten können. Erfahrungsgemäß bessern sich niedrige Blutdruckwerte, bedingt durch eine Seitenlagerung des Kranken, durch Überwechseln in Rückenlage. Behält man dies eine Zeitlang bei, stabilisiert sich der Kreislauf so weit, daß man den Patienten ins Bett bringen kann. Die Art des Transportes ist, wie schon mehrmals betont, von allergrößter Wichtigkeit[8]). Wenn man den Patienten aufhebt, ihn durch den Operationssaal „schwenkt“ und in sein Bett „fallen läßt“, muß seine Kreislaufregulation schon erstaunlich sein, wenn sie die erheblichen Blutmengenverschiebungen ausgleichen sollte.

Art des Transportes

Es ist am schonendsten für den Kreislauf, wenn man den Kranken vorsichtig, mit Hilfe möglichst vieler Hände, herüberhebt. Das Bett wird hierbei vorher parallel und möglichst nahe an das Kopfende des Operationstisches geschoben.

Lagerung im Bett

Solange der Patient noch nicht erwacht ist, sollte man seinen Kopf flach lagern. Man schiebt dabei ein Kissen unter die Schultern, so daß der Kopf in Überstreckstellung kommt (s. Abb. 15). Während der Kranke noch schläft, wird ihm diese Art der Lagerung, die zwei Vorteile in sich schließt, nicht unbequem sein. Die Schwerkraft wird das Herz in seiner Arbeit, Blut zum Gehirn zu bringen, unterstützen, und ein freier

Luftweg wird in Hyperextension des Kopfes viel leichter aufrechterhalten. Sobald der Patient erwacht ist und die Atemwege selbst freihalten kann, ist eine besondere Lagerung des Kopfes nicht mehr erforderlich. Man sollte jedoch den Kranken flach lagern, oder das Bett etwas anheben, bis sich sein Kreislauf wieder eingespielt hat. Die Angewohnheit, den Frischoperierten mit aufgerichtetem Oberkörper ins Bett zu transportieren und ihn dort ebenso zu lagern, ist als unphysiologisch abzulehnen, weil die Blutmenge durch das Gesetz der Schwere ohne Widerstand vom Kopf ins Becken strömen kann. Doch erleichtert die sitzende Stellung dem Patienten Husten und tiefes Durchatmen. Man wird deshalb Patienten nach Thoraxoperationen in diese Lage bringen, aber erst, nachdem der Kreislauf nachweislich ausbalanciert ist. Bis es soweit ist, können Stunden, aber auch Tage vergehen. Man sollte die Zeit in jedem Falle abwarten und die Lageänderung nicht zu frühzeitig vornehmen.

O_2-Zufuhr

Methode. Eine Einrichtung, die die zusätzliche Sauerstoffzufuhr auf dem Wege über eine Sauerstoffbombe gestattet, läßt sich ohne große Schwierigkeit nahe dem Bett des Patienten anbringen. Diese Methode leistet die gleichen Dienste wie ein Sauerstoffzelt. Sie ist überall möglich, läßt sich mit den einfachsten Hilfsmitteln durchführen und wird vom Patienten als angenehm empfunden. Das Pflegepersonal wird hierbei durch die Art der Anordnung des Systems in der Ausübung seiner Pflichten nicht behindert. Eine zusätzliche postoperative Sauerstoffmenge ist allgemein bei solchen Patienten zu empfehlen, die einen Gefäßkollaps oder einen ähnlich ernsten Zustand vor oder während der Operation überstanden haben, z. B. Herzkranke, Anämische oder sehr alte Patienten oder alle diejenigen, die eine Thoraxoperation durchgemacht haben. Man führt einen dünnen, gut geölten Katheter, der an seinem pharyngealen Ende mehrere kleine Löcher haben sollte, durch die Nase in den nasalen Pharynxabschnitt ein, wo er in Höhe der Epiglottis liegen muß[9]). Diese Art der Sauerstoffzufuhr wird dann angewandt, wenn eine Beatmung des Patienten durch Druck nicht notwendig ist. Der Katheter wird etwa an die beabsichtigte Stelle zu liegen kommen, wenn man den Abstand von der Basis der Nase zum Tragus als Maß für die einzuführende Katheterlänge wählt. Um ein Herausrutschen zu verhindern, wird man ihn mit einem Heftpflasterstreifen im Gesicht befestigen. Er wird an eine Sauerstoffbombe angeschlossen, die so eingestellt wird, daß in der Minute 4—6 Liter Sauerstoff abgegeben werden. Wenn der Patient wach ist, kann man ohne vorheriges Abmessen den

Katheter durch die Nase so weit hineinschieben, bis ein Schluckreiz ausgelöst wird. Man zieht ihn dann so weit zurück, bis der Schluckreiz gerade nicht mehr auftritt. Sobald der Patient in sein Zimmer gebracht worden ist, wird man eine Wasserflasche zwischen Gasbombe und Kranken schalten, so daß das Gas diese auf seinem Wege passieren muß.

Anfeuchten des O_2-Zustromes. Der Gasstrom wird in einzelne möglichst kleine Bläschen aufgeteilt, indem man ihn aus der Bombe durch ein Glasrohr, über dessen distalem Ende ein Gummischwamm befestigt ist, in die Wasserflasche einströmen läßt (s. Abb. 19). Man

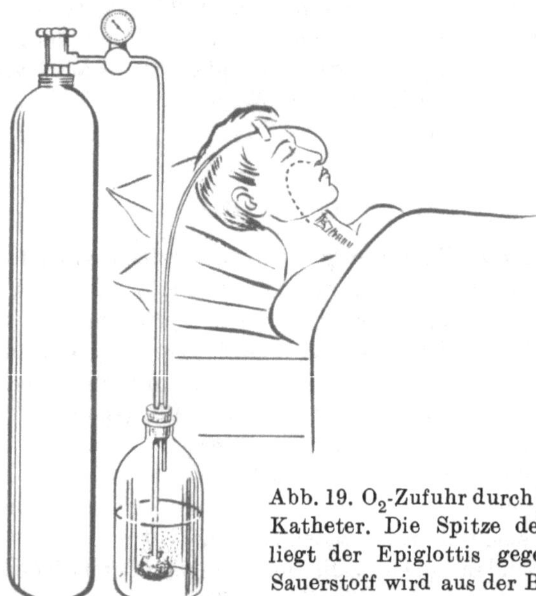

Abb. 19. O_2-Zufuhr durch intranasalen Katheter. Die Spitze des Katheters liegt der Epiglottis gegenüber. Der Sauerstoff wird aus der Bombe durch eine Glasröhre mit angebundenem Gummischwamm über Wasser geleitet.

sollte die Flasche auf dem Boden stehen lassen. Gefahr, Wasser in die Trachea zu blasen, besteht bei dieser Art der Anordnung des Systems nicht. Der angefeuchtete Sauerstoff ist für den Patienten viel angenehmer und weniger reizend, besonders wenn eine Sauerstoffversorgung über einen längeren Zeitraum vorgesehen ist. Der Feuchtigkeitsgehalt ist abhängig von der Größe der Gasblasen in der Wasserflasche. Je kleiner sie sind, desto mehr Feuchtigkeit wird aufgenommen. Eine derartige Säuerstoffzufuhr ermöglicht eine O_2-Konzentration in den Alveolen von 35—45%[9]), vorausgesetzt, daß die Atmung nicht behindert ist.

Atemanregung durch Schmerz

Ist die Atmung des Patienten postoperativ oberflächlich, so löst ein Schmerzreiz oft deren Tieferwerden aus. Der Druck auf die Wundgegend oder auf den Processus transversalis des 1. Halswirbels ist hier oft eine große Hilfe. Ein Kranker, bei dem eine derartige Reizauslösung notwendig ist, steht noch so unter Narkoseeinwirkung, daß er sich später an den Eingriff nicht mehr erinnern kann. Einmal wach, ist es günstig, den Kranken häufig zu bewegen und umzulagern und ihn aufzufordern, tief zu atmen und zu husten, um postoperative Lungenkomplikationen zu vermeiden[10]). Verlegt ein Schleimpfropf einen Bronchus, und ist der Patient nicht in der Lage, ihn ohne Hilfe auszuhusten, so bringe man ihn in sitzende Stellung, stütze seinen Thorax mit beiden Händen und gebe ihm eventuell soviel Morphium oder ähnliches, daß der Wundschmerz beim Husten ausreichend gedämpft wird. Außerdem gibt es noch drei andere Möglichkeiten, das Aushusten zu unterstützen, deren Anwendung besonders während der postoperativen Behandlung der Lungenoperierten von Wichtigkeit ist. Als erstes soll man den Kranken während des Hustens auf den Rücken klopfen, häufig löst sich dabei der Schleimpfropf.

Absaugung der Atemwege

Direkt. Zum zweiten führt man die sogenannte „Trachealbaumabsaugung") aus, die in einem Absaugen der Trachea mit einem Katheter besteht. Man kann den Katheter bei gebeugter Kopfhaltung „blind" durch die Nase einführen. Während der Zeitspanne, in der er den Nasenraum passiert, wird man ihn vorsorglich abklemmen, um ein Festsaugen an der Nasenschleimhaut zu vermeiden. Diese Methode hat nicht in jedem Fall Erfolg, sie ist jedoch so einfach in ihrer Durchführung, daß ein Versuch gerechtfertigt erscheint. Der Eingriff muß unter „indirekter Sicht" nach örtlicher Betäubung des Pharynx und Larynx vorgenommen werden. Die im Schlund sichtbare Katheterspitze wird mit einer Pinzette vom geöffneten Mund aus tiefer geführt. Der Patient muß bei dieser Art des Vorgehens aufrecht sitzen. Auch unter „direkter" Sicht des Auges mit Hilfe des Laryngoskops läßt sich die Einführung des Katheters durchführen. Der Eingriff wird hier entweder in Rückenlage des Patienten vorgenommen, oder, falls man ihn in sitzender Stellung durchführen muß, gelingt er gelegentlich besonders gut, wenn man hinter den Patienten auf das Bett steigt.

Bronchoskopie. Wenn auch die Absaugung den Schleim nicht zutage bringt, wird man zur Bronchoskopie greifen müssen, die gleichfalls im Bett ausgeführt werden kann. Man führt das Bronchoskop ein, indem man sich auf das Bett hinter den Kranken begibt, wie schon vorher bei der Absaugung vorgeschlagen wurde. Eine andere Möglichkeit, das Instrument einzuführen, ist, den Patienten diagonal ins Bett zu legen, wobei sein Kopf über den Bettrand herunterhängt. Bei beiden Methoden muß sich der Kopf in Hyperextension befinden. Eine örtliche Betäubung wird hierzu nur dann erforderlich sein, wenn der Kranke den Eingriff ohne Anästhetikum nicht vertragen kann. Häufig findet sich gerade bei den in Frage kommenden Patienten eine nur geringe Reflexerregbarkeit im Schlundraum. Nach Einführen des Bronchoskops erfolgt das Absaugen des Sekrets durch das Instrument. Das Bronchoskop sollte gleichzeitig mit einer Einrichtung zur künstlichen Sauerstoffzufuhr ausgestattet sein, die während des Eingriffes eingeschaltet wird. Eine Bronchoskopie sollte immer ein möglichst kurzdauernder Eingriff sein. Sie kann oft lebensrettend wirken, und man sollte sie dem Patienten nie versagen, nur um ihm Unangenehmes zu ersparen oder ihn vor dem belastenden Eingriff zu bewahren[6]) [11]). Der Sauerstoffmangel ist viel folgenschwerer für den Kranken. Wenn es nicht gelingt, ihn zu beheben, kann der Ausgang tödlich sein.

Reintubation. Hat man kein Bronchoskop zur Hand, so muß man den Patienten intubieren und das Bronchialsystem auf dem Wege über den Tubus leer saugen. Diese Methode ist weniger wirksam als die Bronchoskopie. Sie ist jedoch erfolgversprechender als das einfache Einführen eines Absaugkatheters ohne Intubation. Man kann hier den Katheter vor- und zurückziehen, ohne daß er immer wieder von neuem seinen Weg in die Trachea finden muß.

Flüssigkeitszufuhr

Hinsichtlich der postoperativen Flüssigkeitszufuhr kann gesagt werden, daß die perorale Aufnahme am günstigsten ist, falls sie nicht aus operationstechnischen Gründen kontraindiziert ist. (Siehe auch Kapitel IV „Flüssigkeitszufuhr".) Man kann, sobald der Patient Verlangen danach trägt, mit der Flüssigkeitszufuhr beginnen. Während der ersten Stunden sollte man allerdings nur kleine Mengen bewilligen. War die Narkose nur oberflächlich, wird nur in den seltensten Fällen Übelkeit oder Erbrechen beobachtet. Das „Trinken" selbst löst im allgemeinen diese Reflexe nicht aus.

Doloretika

Mit dem Verabreichen von Opiaten während des postoperativen Verlaufes sollte man sehr zurückhaltend sein, das heißt, man wird nur soviel geben, daß der Wundschmerz gedämpft und damit tiefes Atmen und Husten erleichtert wird. Die Verabreichung von Doloretika sollte niemals routinemäßig erfolgen, sondern dem Bedürfnis des Patienten angepaßt sein.

Auftreten von Schwierigkeiten

Zyanose

Eine Zyanose tritt bekanntlich dann ein, wenn der Kreislauf nicht in der Lage ist, die Gewebe ausreichend mit Sauerstoff zu versorgen. Man findet sie nur bei nicht anämischen Patienten. Der gleiche Sauerstoffmangel kann auch bei einem anämischen Kranken bestehen, ohne daß er als Zyanose in Erscheinung tritt. Das Auftreten der Zyanose zeigt einen bestehenden Sauerstoffmangel des Kranken an. Als lokale Ursache kann die zu straff angezogene Bandage zum Befestigen der Narkosemaske, die eine Halsvenenstauung hervorruft, in Betracht kommen. Auch versehentlicher Druck durch den Arm des Operateurs oder seine Instrumente oder eine Kopftieflagerung des Patienten können eine isolierte Zyanose des Kopfes zur Folge haben. Um die Frage nach der Ursache zu klären, sollte man auch die Farbe des Blutes im Operationsfeld zur Hilfe nehmen. Ist dieses dunkel, oder sind die Fingernägel bläulich verfärbt, besteht sicher ein verbreiteter Sauerstoffmangel.

Mechanische Ursachen (O_2-Mangel)

Versagen einer ausreichenden Sauerstoffzufuhr für den Patienten.

Ist die Sauerstoffbombe leer?

Ist die Sauerstoffkonzentration im System abgesunken, z. B. wenn sich Lachgas in zu großer Menge angesammelt hat?

Ist der Atemaustausch des Kranken verringert? Wenn die atmende Lungenoberfläche unzureichend ist, wird dem Körper nicht genug Sauerstoff zur Verfügung gestellt. In diesem Falle sollte die Beatmung des Patienten mittels Druck erfolgen.

Hindernisse im System.

Arbeiten die Ventile regelrecht?

Ist bei Verwendung des Kreissystems das Abschlußventil am Y-förmigen Zwischenstück (chimney-piece) geöffnet?

Verlegung der Atemwege.

Ist diese durch die Zunge verursacht, setze man einen Rachentubus ein.

Besteht eine Sekretansammlung im Pharynxraum oder in der Trachea? Dann sauge man diese ab.

Besteht beim Patienten ein Laryngospasmus? Diese Komplikation kann nicht in einem Satz abgehandelt werden. Während der Narkoseeinleitung ist der Stimmritzenkrampf meist auf einen lokalen Reiz zurückzuführen. Ein zu langer Rachentubus oder Schleim, der gegen die Stimmbänder geatmet wird, können die Ursache sein. Die Frage, wie diese Komplikationen zu behandeln sind, finden ihre Beantwortung von selbst. Bei Narkose mit einem Parasympathikomimetikum, wie es die Barbitursäurederivate sind, wird der Reflex häufiger beobachtet als in Äthernarkose. Die Reflexauslösung kann auch durch einen Schmerzreiz erfolgen, wie z. B. durch das Ablösen des Rippenperiost oder durch eine Sphinkterdehnung. Der Laryngospasmus kann hier oft durch Vertiefen der Narkose beseitigt werden. In gewissen Fällen ist die auslösende Ursache nicht zu ergründen. Der Reflex kann fortbestehen, selbst wenn man mit leichtem positiven Druck den Sauerstoff durch die verengte Stimmritze gepreßt hat, oder auch nach Verabreichung einer großen Atropindosis (0,0006 g bis 0,0008 g für einen in gutem Allgemeinzustand befindlichen Erwachsenen)[2]), ja selbst nach Curaremedikation oder nach Wechsel des Narkotikums. Der Zeitverlust ist viel zu groß, wenn der Kranke während der ganzen Zeit zyanotisch bleibt. Man sollte in solch einem Falle, sobald man erkennt, daß der Laryngospasmus ernster Natur ist, intubieren. Besser zu früh intubieren als zu spät.

Besteht ein Bronchospasmus? Dieser wird am häufigsten bei Asthmatikern beobachtet, besonders wenn man ein Parasympathikomimetikum zur Narkose verwendet. Er äußert sich in einer forcierten Atmung des Kranken, die oft mit keuchendem Atemgeräusch einhergeht. Es gelingt bei diesen Patienten häufig auch unter Zuhilfenahme von Druck nicht, den Lungen den notwendigen Sauerstoff zuzuführen. Auch durch eine Intubation läßt sich der Zustand nicht beeinflussen. Man ist in einem solchen Falle meist gezwungen, das Narkotikum zu wechseln und wird hier zweckmäßig Äther wählen, der infolge seiner sympathikomimetischen Qualitäten den Bronchialkrampf löst. In der Zwischenzeit kann man durch bronchodilatatorisch wirkende Medikamente den Zustand zu bessern suchen. Das Auslösen eines Bronchospasmus kann auch einmal durch Vorschieben des Endotrachealtubus bis zur Bifurkation und durch Druck auf diesen Bezirk erfolgen. Bei einem intubierten Patienten wird man bei Auftreten eines Bronchospasmus versuchsweise den Tubus 1 cm zurückziehen in der Hoffnung, den Reiz dadurch beseitigen zu können. Oft genügt auch nur ein während der Ausatmungsphase ausgeübter leichter Druck auf den

Gasbeutel, um einen Bronchospasmus zu lösen. Für die Dauer eines solchen Krampfzustandes wird man dem Kranken zweckmäßig reinen Sauerstoff zuführen.

Ein eingeführter Trachealtubus bietet keine Gewähr dafür, daß eine Verlegung der Atemwege nicht doch einmal eintreten kann, auch er selbst kann als Ursache für eine Störung in den Atemwegen in Betracht kommen, sei es, daß er in seinem Verlauf abknickt, sei es, daß er nicht richtig gereinigt wurde und damit seine Lichtweite eingeschränkt ist, (vorherige Kontrolle ist deshalb immer erforderlich), sei es auch, daß eine Druckkompression von außen durch Tumor oder Struma erfolgt. Das Abknicken eines zu weichen Tubus tritt entweder im Verlauf der Pharynxbiegung ein, manchmal aber auch dort, wo er aus der Mundhöhle ragt, bedingt durch die Schwere des ihm angeschlossenen Systems. Bei nasotrachealer Intubation kann eine Lichtungseinschränkung durch Druck zu enger Choanen hervorgerufen werden. Bei unzureichendem Schutz des Tubus vor dem Zubeißen kann der noch nicht aus der Narkose erwachte Kranke durch Bißkompression die Durchgängigkeit des Tubus gefährden. Die Wahl eines ungereinigten Tubus kann hier eine Rolle spielen, da ein Tubus von zu geringer Lichtweite eher ein Hindernis als eine Atemerleichterung ist.

Kreislaufstörungen

Stauung. Eine venöse Stauung als Ursache einer zyanotischen Hautfärbung ist bekannt. Am Arm wird sie am häufigsten durch Druck einer noch aufgepumpten Blutdruckmanschette oder durch die Schwere des auf ihm lastenden Körpers bei Seitenlagerung des Kranken auf dem Operationstisch hervorgerufen. Durch zu straff gespannte Bandage beim Befestigen der Maske oder durch unbeabsichtigten Druck des Chirurgen auf die Vena jugularis tritt in gewissen Fällen eine isolierte Zyanose des Kopfes auf.

Schock. Zyanose zeigt sich z. B. im Schockzustand, bei dem die zirkulierende Blutmenge verringert ist. Ein Schock kann reflektorisch bedingt sein als Antwort auf eine Vergrößerung des Strombettes, wobei die vorhandene Blutmenge zu dessen Füllung nicht ausreicht. Daneben wird er aber auch als Folge eines Flüssigkeitsverlustes, z. B. während der Operation durch Blutverlust ausgelöst.

Primärer Schock. Ein auf reflektorischer Basis beruhender Schockzustand ist im allgemeinen nur kurzdauernd. Man sollte ihn, falls er sich einmal über eine längere Zeitspanne hinzieht, mit vasokonstriktorisch wirkenden Kreislaufmitteln zu beeinflussen suchen.

Sekundärer Schock. Ein wirkliches Problem stellt bei der Operation allein der Schock infolge Blutverlustes dar. Hat sich erst einmal eine Zyanose manifestiert, so ist die verlorene Menge sehr groß gewesen oder der Schockzustand hat zu lange Zeit gedauert. Man sollte in einem solchen Falle längst eine arterielle Transfusion in Erwägung gezogen haben und diese möglichst sofort einleiten. (siehe Kapitel IV „Transfusion").

Hypertension

Verbunden mit Tachykardie.

Oberflächliche Narkose. Während des zweiten Narkosestadiums tritt allgemein eine Beschleunigung von Puls und Atmung unter gleichzeitiger Blutdruckerhöhung ein. Als Ursache dafür ist die gesteigerte Suprareninsekretion anzusehen. Häufig werden hierbei auch Abwehrbewegungen des Patienten beobachtet. Durch Vertiefen der Narkose oder durch vorsichtig angewandte kleine Curaredosen ist es möglich, diese Erscheinungen auszuschalten.

CO_2-Retention. Häufig löst auch die CO_2-Retention einen Blutdruckanstieg aus, der zu Beginn von schneller tiefer Atmung und oft schnellem Puls begleitet ist. Bei längerem Bestehen der Retention sinken die Blutdruckwerte ab. Als Ursache kommt hier verbrauchter Natriumkalk in Betracht, der nicht mehr in der Lage ist, die anfallenden CO_2-Mengen zu absorbieren. Hier schafft das Auswechseln des Kanisters Abhilfe. Erwärmt sich der Kanister während des Gebrauchs, nachdem er zu Beginn kühl war, so arbeitet er regelrecht. Eine CO_2-Retention wird auch bei Behinderung der Atemwege beobachtet. Die unter Zyanose aufgeführten Ursachen der Obstruktion können alle CO_2-Retentionen veranlassen. Oberflächliche Atmung, also ein zu geringer Atemaustausch, ergibt ebenfalls eine Kohlensäure-Retention. Eine relative Retention kann dann eintreten, wenn die CO_2-Absorption mit der Produktion nicht Schritt halten kann, wie z. B. bei Fieberzuständen, Hyperthyreose, Leukämie und ähnlichen Krankheitsbildern, die mit einer Steigerung des Grundumsatzes einhergehen. Im Verhältnis zum normalen Erwachsenen ist bei Kindern und großen kräftigen jungen Leuten die CO_2-Produktion größer.

Phaeochromozytom. Selten einmal kommt als Ursache für eine Hypertension während der Narkose ein Phaeochromozytom in Frage. Es handelt sich hierbei um einen seltenen Nebennierentumor. Bei Auftreten schwankender Blutdruckwerte, für die sich eine andere Erklärung nicht findet, kann es für den Patienten lebensrettend sein, wenn an diese Möglichkeit gedacht wird.

Verbunden mit Bradykardie.

Anoxämie. Eine akute Asphyxie ist im Anfangsstadium häufig von einer Hypertension begleitet. In seltenen Fällen ist auch der Puls beschleunigt, im allgemeinen jedoch herrscht eine Bradykardie vor. Die Asphyxie kann mit oder ohne CO_2-Retention einhergehen. Eine Asphyxie ohne CO_2-Retention tritt ein bei unzureichender Sauerstoffsättigung eines Lachgas-Sauerstoffgemisches, das den Anforderungen des Patienten nicht mehr entspricht.

Cyclopropan. Eine Cyclopropannarkose verursacht oft eine von langsamem Puls begleitete Blutdrucksteigerung, besonders wenn zu Narkosebeginn eine Hypotension bestanden hat.

Hypotension

Verbunden mit Tachykardie.

Narkosetiefe. Eine tiefe Narkose ist im allgemeinen von einem Blutdruckabfall mit nachfolgender Tachykardie begleitet.

Kontrollierte Atmung. Auch eine völlige Beatmung kann eine Hypotension zur Folge haben, besonders wenn sich der Patient dabei in relativ tiefer Narkose befindet.

Schock. Eine Hypotension kann natürlich als auslösende Ursache auch einen Kreislaufkollaps haben. (Siehe auch Kapitel IV „Zyanose").

Lungenkollaps. Auch an einen Lungenkollaps muß gedacht werden. Dieser wird dann beobachtet, wenn der Tubus so weit eingeführt wurde, daß er in einem Hauptbronchus liegt, wobei die andere Lunge von der Sauerstoffzufuhr abgeschnitten ist. Bei der Beobachtung des Patienten während der Narkose stellt man in einem solchen Fall meist einen Seitenunterschied in der Thoraxbeatmung fest. Man wird hier den Tubus zweckmäßigerweise so weit zurückziehen, daß die Atmung wieder seitengleich wird. Ein Lungenkollaps kann auch durch Verstopfung eines Bronchus mit Schleimmassen, Blut oder durch einen Fremdkörper auftreten. Wenn das Zurückziehen des Tubus ohne Erfolg bleibt, sollte man die Trachea kräftig absaugen.

Sauerstoffmangel und CO_2-Retention. Eine Hypotension kann auch bei Sauerstoffmangel oder in den letzten Stadien einer CO_2-Retention beobachtet werden.

Verbunden mit Bradykardie.

Dämpfung durch Prämedikation. Bei Verordnung einer zu hohen Prämedikationsdosis, die in ihrer Höhe jedoch dem Allgemeinzustand des Patienten angemessen erschien, findet man das Bild einer Hypotension. Selbst, wenn sie erst nach Beginn der Narkose auftritt, kann die Prämedikation noch dafür verantwortlich sein. Hierbei spielen der Zeitpunkt und die Art der Applikation eine Rolle. Befand sich der Patient zur Zeit einer subkutanen oder intravenös verabreichten Injektion im Kollapszustand, wird es erst nach Ausbalancieren des Kreislaufes zu einer Resorption der Injektionsdosis kommen. Die durch sie ausgelöste Blutdruckerniedrigung kann für mehrere Stunden bestehen bleiben.

Normalwert des Kranken. Man kann sich vorstellen, daß auch einmal ein niedriger Blutdruck für einen bestimmten Kranken den Normalwert darstellt. In solchem Falle ist es vorteilhaft, einen präoperativen Kontrollwert zu besitzen. Der bei dem Kranken vor Beginn der Narkoseeinleitung erhobene höhere Wert kann hier Ausdruck von Operationsangst oder Aufregung gewesen sein.

Reflex. Eine Hypotension kann in verschiedenen Reflexen, die im allgemeinen vagischen Ursprungs sind, ihre Ursache haben. Sie ist hier von einer Bradykardie begleitet. Die Auslösung des Reflexes kann in einer Reizung der Nasenschleimhaut liegen. Der Reflex kann auch durch Druck auf den Augapfel, durch Reizung des Nervus glossopharyngeus, durch Druck auf den Carotis Sinus, durch Reizung der Schleimhaut des unteren Respirationstraktus, durch Reizung des Perikards oder auch durch eine Sphinkterdehnung ausgelöst werden. Diese Reflexursachen werden durch größere intravenös verabreichte Atropin- oder Scopolamingaben oder bei entgegengesetzt gewähltem Angriffspunkt durch peripher wirkende vasokonstriktorische Medikamente ausgeschaltet.

Hyperpnoe

Oberflächliche Narkose. Eine Beschleunigung der Atmung tritt im Exzitationsstadium oder, ausgelöst durch Schmerzreize, in oberflächlicher Narkose ein. Das Übergehen auf schleimhautreizende Anästhetika wie Äther, bei nur oberflächlicher Basisnarkose, führt gleichfalls zu einer vertieften Atmung. Dasselbe beobachtet man auch bei einer Reizung des Plexus coeliacus oder der Nn. splanchnici.

CO_2-Retention und Sauerstoffmangel. Eine CO_2-Retention oder Sauerstoffmangel sollten als mögliche Ursache gleichfalls in Betracht gezogen werden.

Azidose. Eine Hyperpnoe wird weiterhin durch Azidose, sei es auf der Grundlage einer CO_2-Retention, sei es durch Retention nicht flüchtiger saurer Stoffwechselprodukte, ausgelöst. Mit anderen Worten: alles, was eine Verringerung der Alkalireserve mit sich bringt, löst eine vertiefte Atmung aus.

Apnoe

Anhalten des Atems wird in leichten Narkosestadien beobachtet, besonders bei plötzlicher Konzentrationszunahme eines reizenden Anästhetikums, oder auch ausgelöst durch einen Schmerzreiz. Es kann wie Apnoe aussehen.

Corpus caroticum Apnoe. Die sogenannte „Corpus caroticum-Apnoe" (Carotid body apnea) hat folgende Gründe: Während eines Sauerstoffmangelzustandes werden die Zellen des Atemzentrums für den Atemreiz eines normalen CO_2-Blutspiegels unempfindlich. Das Corpus caroticum ist auf einen Sauerstoffmangelreiz eingestellt und übernimmt an Stelle des Atemzentrums die Atemregulation. Führt man durch Beatmung mit O_2 wieder ausreichende Sauerstoffmengen zu, wird das Corpus caroticum seiner reizauslösenden Funktion wieder beraubt. Die nun durch Beatmung folgenden Atemzüge sind jedoch noch nicht in der Lage, die Funktion der Zellen des Atemzentrums soweit wiederherzustellen, daß sie normal arbeiten können. Der Patient ist noch nicht imstande, selbsttätig zu atmen, weil die normalen Rezeptoren im Atemzentrum noch nicht wieder ansprechen, während der anormale Reiz, der das Corpus caroticum eingeschaltet hatte, abgestellt wurde. Man muß in einem solchen Falle den Lungen durch künstliche Beatmung mittels Druck solange Sauerstoff zuführen, bis das Atemzentrum wieder seine normale Funktion übernehmen kann. Ein Atemstillstand im Anschluß an einen länger dauernden Sauerstoffmangel ist nie ein Grund, die künstliche Beatmung des Patienten einzustellen.

CO_2-Mangel. Bei der Beatmung eines Kranken mittels des geschlossenen Systems kann der CO_2-Blutspiegel einmal so weit gesenkt werden, daß die Blutkonzentration als Atemanreiz nicht mehr ausreicht. Besonders häufig kann das beobachtet werden bei über längere Zeit durchgeführter künstlicher Atmung.

Vagotonisch wirkende Narkotika. Barbitursäurederivate und Cyclopropan rufen gleichfalls gern während der oberflächlichen Narkosestadien eine Apnoe hervor. Man muß darauf vorbereitet sein, um den Patienten über diese Zeit durch die künstliche Atmung mittels des geschlossenen Systems hinwegzubringen.

Lähmung der Atemmuskulatur. Eine Lähmung der Atemmuskulatur mittels Curare oder in tiefer Äthernarkose wird sich ebenfalls in einer Apnoe äußern. Als Behandlung steht hier eine ausreichende Sauerstoffzufuhr durch künstliche Atmung auf dem Wege über eine Maske oder einen Tubus im geschlossenen System immer an erster Stelle.

Arhythmien

(Siehe auch S. 16. „Die Darstellung der verschiedenen Reflexursachen einer Arhythmie").

Vagotonisch wirkende Narkotika. Bei Verwendung parasympathikomimetischer Narkotika können zusätzlich intravenös verabreichte Atropin- oder Scopolamindosen deren Ablauf unterbrechen.

Reflexe. Wird eine Arhythmie auf Reflexgrundlage beobachtet, z. B. durch Reizung des Perikards oder des Lungenhilus, so kann sie oft durch Lokalanästhesie in dieser Gegend ausgeschaltet werden, wenn die Auslösung des Reizes aus der Notwendigkeit des operativen Vorgehens heraus unvermeidlich ist. Bei Herzoperationen oder sich sonst während einer Operation entwickelnden Arhythmien hat sich oft die intravenöse Verabreichung von Novocain als nützlich erwiesen. Beim Erwachsenen kann man ohne Beeinträchtigung 10 ccm einer 1%igen Lösung injizieren. Es besteht hierbei nicht die Gefahr, zerebrale Erscheinungen, wie sie bei einer intravenösen Verabreichung des Mittels beim Nichtnarkotisierten auftreten, auszulösen. Während einer Herzoperation ist auch die Anwendung einer 0,1%igen Novocain-Dauerinfusion möglich. Bei Eintreten eines Herzstillstandes im Verlauf einer Herzoperation sollte die sofortige Herzmassage ausgeführt werden (Siehe Kapitel I).

Lungenödem

Herzmuskelinsuffizienz

Myokardschaden. Während einer Narkose kann es einmal zu einem Linksversagen des Herzens kommen. Das ist bei einem schlecht kompensierten Herzkranken meist auf eine Summation von Belastungen während der Narkose zurückzuführen.

Zu große Flüssigkeitszufuhr. Auch bei zu großen Infusionen oder Transfusionen während einer Lungenoperation kann ein solches Lungenödem auftreten. Wegen der Verminderung an funktionstüchtigem Lungengewebe und wegen des verringerten Lungenkreislaufes sind solche Patienten mit größter Vorsicht und Fürsorge zu behandeln. Ein beginnendes Ödem macht sofortiges Eingreifen notwendig. Es äußert sich in schaumigem, bluthaltigem Sputum.

Behandlung

Die Behandlung eines solchen Zustandes kann durch drei gleichzeitig einzuleitende Methoden geschehen. Man wird zuerst bei dauernder, erhöhter Sauerstoffzufuhr mit der Hand einen leichten Druck auf den Gasbeutel ausüben und damit der Atmung einen gewissen Widerstand entgegensetzen. Eine Ausscheidung der Lymphe aus der Lunge kann nur durch Druck von außen auf die Lymphgefäße erfolgen, durch eine Art Massage der Lymphgefäße auf dem Wege über erschwertes Ausatmen gegen ein Hindernis[12]). Derselbe Druck dient auch dazu, eine Flüssigkeitsexsudation des Strombettes während der Ausatmungsphase zu verhindern, wobei der unter Druck zugeführte Sauerstoff die Gewebe ernährt und damit die Asphyxie, die während eines Ödems zwangsläufig auftritt, bekämpft. Auf diese Weise wird der Circulus vitiosus von Exsudation — Gewebsanoxämie — Kapillarschaden — weitere Exsudation unterbrochen.

Man kann auch durch einen Aderlaß oder durch Anlegen von Staubinden an die Extremitäten (beides verfolgt den gleichen Zweck) das linke Herz zu entlasten suchen. Wenn der Patient nicht digitalisiert war, kann die intravenöse Injektion von Strophantin oder Digitalis die Herzleistung erheblich steigern.

Undichtigkeiten im System

Wenn man das geschlossene System nicht dicht bekommen kann und irgendwo Gas ausströmt, gibt es bestimmte Stellen, die man erfahrungsgemäß kontrollieren muß. Oft ist der Kanister nicht dicht an das System angeschlossen. Beim Kreissystem kann es vorkommen, daß der Deckel des Kanisters nicht dicht schließt. Häufig sind auch die einzelnen Teile des Kanisters beim Pendelsystem nicht dicht zusammengeschraubt, oder ein kleines Loch im Gasbeutel oder im Tubus kann die Ursache sein. Die Verbindungsstücke zwischen Tubus und Kanister oder zwischen Tubus und Y-förmigem Zwischenstück können sich gelockert haben. Die aufgeblasene Tubusmanschette kann ihre Luft verloren haben oder einmal geplatzt sein. Falls das die Ursache ist, wird man den Pharyngealraum mit einem feuchten Gazestreifen austamponieren, um das geschlossene System aufrecht erhalten zu können. Verwendet man eine Maske und liegt sie nicht dicht an, so wird man sie abnehmen und so auf das Gesicht legen, daß sie über der Nasenpartie dichter abschließt. Bei einem zahnlosen Patienten mit eingefallenen Wangen kann man durch einen Tupfer, der lose zwischen Kiefer und Wange eingelegt wird, den Zwischenraum ausfüllen und die Maske an der Wange dicht bekommen. In seltenen Fällen kann, ohne daß man es merkt, auch einmal das Metallzwischenstück aus dem Trachealtubus herausrutschen, wobei dieser Zustand durch den zum Befestigen umgewickelten Heftpflasterstreifen verdeckt werden kann. Undichtigkeiten können an jeder Stelle des Systems auftreten; es wurden hier nur die am häufigsten vorkommenden Möglichkeiten aufgezählt.

Flüssigkeitszufuhr, Transfusion und Blutersatz

Da heute der Anästhesist die innere medizinische Fürsorge für den Patienten während der Operation übernimmt, muß er das pathologisch-physiologische Geschehen in der Narkose vollkommen verstehen, um entsprechend handeln zu können. Das Operationstrauma löst viel leichter bei solchen Patienten einen Schockzustand aus, die an Wasserverarmung, Unterernährung, Anämie oder gestörtem Säure-Basenhaushalt leiden. Patienten, die sich, abgesehen von ihrer chirurgischen Erkrankung, in gutem Allgemeinzustand befinden, neigen viel weniger dazu. Es ist deshalb von großer Wichtigkeit, vor Beginn der Operation den Patienten nach Möglichkeit in einen Normalzustand zu bringen und diesen auch fernerhin, soweit es der chirurgische Eingriff und die Narkose zulassen, aufrecht zu erhalten.

Wasserbestand des Körpers

Es ist zweckmäßig, sich den Wasserbestand des Körpers in drei Gruppen unterteilt vorzustellen: in das vaskuläre, in das interstitielle und in das intrazelluläre Wasser. Diese Gruppen repräsentieren 5% bzw. 15% bzw. 45% des Körpergewichtes. Nimmt man diese Zahlen als Maßstab für das Prozentualgewicht des Körpergesamtwassers, so ist die Verteilungszahl 1:3:9.

Nicht nur die Wasserverteilung ist ungleich, auch der Elektrolytgehalt innerhalb und außerhalb der Zelle zeigt Unterschiede. Während Natrium unter normalen Bedingungen nur extrazellulär zu finden ist, zeigt sich Kalium fast ausschließlich nur innerhalb der Zellgrenzen. Die extrazelluläre Verteilungsziffer von Kalium zu Natrium beträgt 1:29, während im Zellinneren kaum Natrium und, neben einer geringen Menge Magnesium, Kalium das einzige Kation von Bedeutung ist.

Entwässerungsversuche durch totalen Flüssigkeitsentzug konnten zeigen, daß der Wasserverlust sich bei den verschiedenen oben erwähnten Gruppen unterschiedlich auswirkt. Der Hauptflüssigkeitsverlust spielt sich während der ersten 48 Stunden innerhalb der Interzellularflüssigkeit ab. In der Folgezeit gehen ihr nur noch kleinere Mengen verloren. Im Gegensatz dazu ist anfänglich der intrazelluläre Flüssigkeitsverlust gering. Nach 48 Stunden ist er jedoch so weit angestiegen, daß die verlorene Menge dem interstitiellen Verlust gleichwertig ist. Bis gegen Ende des dritten Tages hat die von den Zellen verlorene Menge soweit zugenommen, daß ihr Flüssigkeitsverlust mehr als doppelt so hoch wie der des Interstitiums ist[13]) [14]).

Beim Ausgleich dieses Verlustes ist es von Wichtigkeit, daß eine „Rehydration“ des Patienten nur dann vollständig sein kann, wenn auch der Flüssigkeitsverlust der Zellen wieder ausgeglichen wird. Die Bestimmung der vorhandenen Plasmamengen und der Masse der roten Blutkörperchen werden einem hier die beste Auskunft über den jeweiligen Zustand geben. Wenn jedoch die äußeren Verhältnisse die hier erwähnten Laboruntersuchungen nicht ermöglichen, gibt es noch andere Wege, um sich Aufschluß über die Lage zu verschaffen.

Eine einfache praktische Regel, wie man einen flüssigkeitsbedürftigen Patienten durch intravenöse Flüssigkeitszufuhr behandeln soll, ist folgende: die zugeführte Flüssigkeitsmenge soll 1 Liter pro Stunde nicht überschreiten. Es gibt hiervon gewisse Ausnahmen, die später besprochen werden sollen. Die Ersatzflüssigkeit setzt sich aus einer Mischung von $^1/_3$ physiologischer Kochsalzlösung und $^2/_3$ 5%iger Traubenzuckerlösung zusammen. Hierbei wird die physiologische Kochsalzlösung auf etwa 0,33% verdünnt. Man infundiert so lange, bis die Urinausscheidung mehr als 100 ccm pro Stunde beträgt. Wichtig ist es, die Dauerinfusion langsam tropfen zu lassen, weil die Glucose, wenn mehr als 0,3—0,5 g pro Kilogramm Körpergewicht pro Stunde verabreicht werden, durch die Nieren ausgeschieden wird. Bei diesem Glucoseverlust werden dem Patienten nicht nur Kalorien entzogen, es läuft eine vermehrte Wasserausscheidung nebenher. Damit ist der gewollte Effekt der Flüssigkeitszufuhr zunichte gemacht, ja, es erfolgt hier eine weitere Entwässerung des Kranken[15]).

Will man die vom Patienten benötigte Flüssigkeitsmenge berechnen, um seine Überlastung zu vermeiden, kann man dieses mittels der folgenden Formel ziemlich genau erreichen:

$$\begin{matrix}\text{extrazellulärer}\\ \text{Flüssigkeitsmangel in Liter}\end{matrix} = \left(1 - \frac{\text{normal Hämatokrit}}{\text{gemessenem Hämatokrit}}\right) \times 0{,}2 \begin{matrix}\text{angenommenes Normalgewicht}\\ \text{des Patienten in Kilogramm.}\end{matrix}$$

Als normaler Hämatokritwert wird bei Frauen 40—42 und bei Männern 45—47 angegeben. Diese Formel ist unbrauchbar bei anämischen Patienten oder bei Kranken mit noch nicht zum Stillstand gekommener Blutung. Sobald die Urinausscheidung ausreichend ist und der Patient nicht Flüssigkeit auf anderem Wege verliert, wird man die tägliche Flüssigkeitszufuhr seinen normalen Erfordernissen anpassen können. Ausreichende Urinausscheidung und ein Ersatz der Perspiratio insensibilis müssen hierbei eingerechnet sein. Bei einem normal großen und erwachsenen Patienten benötigt man etwa 1500—2500 ccm pro

Tag, nicht mehr als 500 ccm hiervon sollen physiologische Kochsalzlösung sein[17]). Die pro Kilogramm Körpergewicht für Kinder benötigten Mengen sind im Verhältnis zum Erwachsenen größer.

Natrium

Es ist gleichzeitig zu bedenken, daß, abgesehen von Zeiten größter Hitze, bei denen die durch Schweißsekretion verlorenen Kochsalzmengen übernormal sind, eine Zufuhr von 4—6 g Kochsalz pro Tag die körpernotwendige Menge darstellt. Bei einer aus irgendeinem Grund gestörten Nierenfunktion, einschließlich derjenigen Störungen, die während eines postoperativen Verlaufes eintreten, und bei allen Patienten von über 60 Jahren, kann man die parenterale Kochsalzzufuhr zum Nutzen und nicht zum Nachteil des Kranken völlig einstellen[15]). Die Kochsalzeinschränkung hat folgenden Grund: der Körper ist zur Ausscheidung des Kochsalzes auf eine völlig normale Nierenfunktion angewiesen. Mit individueller Schwankungsbreite ist die gesunde Niere in der Lage, den Elektrolytspiegel des Körpers erstaunlich gut auszugleichen[19]). Wenn aber der Patient sich einer Operation und besonders einer Narkose unterziehen muß, ist, unabhängig davon, wie geschickt diese ausgeführt wurde, in jedem Fall die Urinausscheidung bis zur Dauer von einer Woche beeinträchtigt[19]). Zwar kann die Urinmenge selbst ausreichend sein, die ausgeschiedene Kochsalzmenge erscheint bei der Kontrolle jedoch verringert. Sobald die Nieren wieder normal arbeiten, setzt eine Diurese ein. In der Zwischenzeit treten, falls dem Patienten mehr Kochsalz als notwendig zugeführt wurde, Ödeme auf. Diese sind vielleicht klinisch nicht nachweisbar, sie können aber die Ursache einer verzögerten Wundheilung sein und z. B. bei Ausführen einer Anastomose sehr ernste Folgen nach sich ziehen[18]) [19]). Daneben kann es zu einer Lungenstauung oder zu anderen Komplikationen kommen. Die richtig dosierte Kochsalzzufuhr kann also den Unterschied zwischen einem normalen postoperativen Verlauf und einer verlängerten, stürmischen Rekonvaleszenz ausmachen.

Kalium

Das Problem des intrazellulären Ödems konnte erst während der letzten Jahre hinreichend geklärt und oft mit einem Kaliummangel der Zellen in Zusammenhang gebracht werden. Die durch Urinausscheidung erfolgenden Kaliumverluste des Körpers spiegeln dessen allgemeine Abbauaktivität wieder und sind immer gleichbleibend, selbst wenn, wie im Hungerzustand, eine Kaliumaufnahme nicht erfolgt[21]). Der Kaliumverlust kann, z. B. bei erheblichen Darmsaftverlusten durch eine Fistel oder durch eine Miller-Abbott'sche Sonde oder während eines unstillbaren Erbrechens oder bei einer Diarrhoe erheblich ansteigen[22]). Erstrecken sich diese Kaliumverluste ohne Ersatz über längere Zeit hin, wird die ausgeschiedene Kaliummenge bald den sich unter normalen Umständen extrazellulär findenden Kaliumgehalt überschreiten. Dieses geht ohne auffallende Änderung des Blutkaliumspiegels vor sich[21]), der deshalb nicht als genauer Anzeiger des im Körper wirklich vorhandenen Kaliumvorrates dienen kann. Die Blutkaliumwerte bleiben im wesentlichen unverändert, weil das intrazellulär vorhandene Kalium auf dem Wege über das Interstitium in das Blut und von dort in die Nieren abwandert. Besonders ausgeprägt ist das bei starker Entwässerung des Patienten[23]). Wenn man unter weiterer Vorenthaltung von Kalium dem Kranken nur Kochsalz zuführt, wird ein intrazelluläres Ödem auftreten, denn Natrium diffundiert hier, unter Mitnahme von Wasser, in die vom Kalium verlassene Zelle[15]). Verabreicht man dem Patienten jetzt Kalium, tritt eine Kochsalzdiurese ein, das Kalium diffundiert in die Zelle, während das Natrium diese verläßt, so daß die normale Elektrolytverteilung sich wiederherstellt. Überschüssiges Kochsalz und Wasser werden durch die Nieren ausgeschieden[15]).

Das klinische Bild des Kaliummangels zeigt sich in Teilnahmslosigkeit des Patienten, in Appetitlosigkeit und Muskelschwäche, oft in Ileuszuständen, in Bluteindickung, in spärlichen Urinmengen und Ödemen. Damit finden auch diese Symptome, die manchmal postoperativ ohne erkennbare Ursache beobachtet werden, ihre Erklärung.

Bestehen Zweifel, ob ein Kaliummangel vorhanden ist, kann auch das EKG die Frage beantworten helfen. Leidet der Körper an Kaliummangel, finden sich verlängerte, niedrige und abgerundete T-Zacken. Bei schweren Zuständen ist die atrio-ventrikuläre Überleitungszeit verlängert. Später noch wird die S-T-Strecke gesenkt, während die T-Zacke negativ wird. [25])

Die bei weitem günstigste Kaliumzufuhr erfolgt auf dem Wege über den Magen-Darmkanal. Kalium wird leicht resorbiert. Man vermeidet hierbei die Gefahr einer Intoxikation. Eine Kaliumüberdosierung tritt, selbst in Gegenwart eines schweren Kaliumdefizits, dann ein, wenn es dem Blut zu rasch zugeführt wird. Wenn sich der Blutkaliumspiegel dem doppelten Normalwert nähert, können tödliche Folgen eintreten[21]) [24]). Es ist möglich, eine bestehende Kaliumüberdosierung durch das EKG aufzudecken. Als charakteristisches Zeichen dafür findet sich zuerst eine erhöhte Amplitude der T-Zacken. Sie ist gefolgt von einer herabgesetzten Amplitude der R-Zacken und von einer vertieften S-Zacke. Bei weiterem Ansteigen der Kaliumblutkonzentration verschwindet die P-Zacke, die S-T-Strecke wird zunehmend abgeschwächt, wobei die Q-R-S-Dauer länger wird. Unter Auftreten eines intraventrikulären Blocks fällt die Pulszahl so lange, bis das Herz während einer Diastole zum Stillstand kommt[25] [26]).

Wenn die perorale Kaliumzufuhr nicht möglich ist, kann man ohne Schaden für den Patienten eine Lösung von ganz geringer Konzentration infundieren. Als praktisch hat sich hierbei erwiesen, eine Stammlösung von 1,2% KCl vorrätig zu haben, die bei Bedarf entsprechend verdünnt wird. Man nimmt in Fällen, bei denen ein Kaliummangel erwiesen ist oder befürchtet wird, 100 ccm dieser Stammlösung auf 1000 ccm einer der üblichen Infusionslösungen. Die Infusion erfolgt nur bei solchen Patienten, die eine perorale Zufuhr nicht vertragen, oder die laufend große Flüssigkeitsmengen auf dem Wege über den Magen-Darmkanal verlieren. Es können täglich bis zu 3 Liter dieser Kaliuminfusionslösung verabreicht werden. Alle vorerwähnten Methoden bedürfen bei ausreichender Nierenfunktion keiner Laboratoriumskontrolle. Besteht aber eine Einschränkung der Nierenfunktion, sei es durch ein primäres Nierenleiden, sei es als Folge eines Herzversagens oder aus irgend einem anderen Grunde, so ist äußerste Zurückhaltung von Elektrolytflüssigkeiten geboten. Jedes Überangebot kann Ödeme auslösen. Bei derartigen Patienten sollte in jedem Falle das Kohlensäurebildungsvermögen des Blutes (Alkalireserve) und der Blutchloridspiegel bestimmt werden. Die ausführliche Diskussion aller dieser Probleme würde jedoch über den Rahmen dieses Buches hinausgehen.

Blut

Dagegen scheint es angebracht, einige der Fragen, die sich hinsichtlich einer Bluttransfusion ergeben, zu besprechen, Probleme, denen sich der Anästhesist in seiner Rolle als Internist am Operationstisch gegenübergestellt sehen kann.

Vor der Operation

Genau so wie es wichtig ist, vor der Operation den Flüssigkeitsmangel des Patienten auszugleichen: falls seine Plasmamengen reduziert sind, sein Eiweißspiegel gesunken oder falls der Patient anämisch ist und Zeitmangel eine Korrektur durch Nahrungsaufnahme nicht mehr gestattet — müssen diese Mängel durch Bluttransfusionen behoben werden! Der Patient muß soviel Blut bekommen, daß das Ziel erreicht wird, selbst wenn viele Transfusionen hierzu erforderlich sind. Dann wird er die Operation wesentlich besser überstehen. Ausgedehnte, noch nicht abgeschlossene Blutmengenuntersuchungen haben gezeigt, daß die Teste, die bisher ausgeführt wurden, um die Notwendigkeit einer Bluttransfusion nachzuweisen, oft unzureichend waren. Der Hämoglobinwert, die Zahl der roten Blutkörperchen, der Serumeiweißspiegel und der Hämatokritwert sind abhängig von einer Konzentration pro Volumeneinheit und spiegeln nicht das Gesamtvolumen wider. Ist z. B. die Gesamtblutmenge bei gleichzeitig bestehender Anhydrämie vermindert, werden Hb- und Hämatokritwert normal sein, obwohl für den Patienten die Notwendigkeit einer Transfusion besteht. Wenn man jedoch das Flüssigkeitsdefizit des Kranken vollständig ausgeglichen hat, wird eine solche latente Anämie manifest und damit die Transfusionsnotwendigkeit offenbar werden[20]) [27]). Bei niedrigem Bluteiweißspiegel kann ein Ausgleich des Flüssigkeitsdefizits ein interstitielles Ödem zur Folge haben. Die Vorgeschichte des Patienten wird hier einen Hinweis geben, ob eine längere Hungerperiode oder eine Zeit eiweißarmer Diät vorhergegangen ist, oder ob ein größerer Eiweißverlust durch Leber- oder Nierenerkrankung u. a. entstanden sein kann. Der Patient wird nicht vor Schock durch Blutverlust während der Operation geschützt, wenn man ihm vorher mehr Blut als zur Wiederherstellung seiner normalen Blutzusammensetzung notwendig ist, infundiert[28]). Die gesteigerte Blutmenge kann im Gegenteil zu einer Herzdekompensation führen, wenn das Myokard der plötzlichen Steigerung der Blutmenge nicht gewachsen ist.

Während der Operation

Ein Blutverlust muß sofort ersetzt werden, wobei die Zufuhrgeschwindigkeit und die transfundierte Menge von der Schnelligkeit und Größe des Blutverlustes abhängig sein soll. Es ist immer ratsamer, einem Schock vorzubeugen und ihn damit zu vermeiden, als erst nach seinem Eintreten die Behandlung einzuleiten. Verläßliche Vorboten eines Schocks gibt es nicht. Bei seinem klinischen Eintreten kann bereits großer Schaden angerichtet sein[10]). Als frühestes Anzeichen gilt wohl die Pulsbeschleunigung, die natürlich nicht schockspezifisch ist. Wenn aber in der Folgezeit, bei gleichzeitigem Bestehen einer Blutung, der Blutdruck absinkt, ist eine Blutzufuhr dringend angeraten. Es ist zweckmäßig, daß der Anästhesist das Operationsfeld laufend beobachtet und eine Transfusion einleitet, sobald eine schwere Blutung eintritt. Bekanntlich unterschätzt der Chirurg häufig die Höhe eines Blutverlustes. Das konnte wiederholt durch direkte Messungen der während der Operation verlorenen Blutmengen nachgewiesen werden, nachdem man vorher den Operateur die eingebüßte Menge hatte schätzen lassen[20]) [27]).

Geschwindigkeit

Während der letzten Jahre wurde über die Geschwindigkeit, mit der die Blutzufuhr erfolgen soll, experimentell gearbeitet. Es ließ sich nachweisen, daß die Blutdruckwerte während einer schweren Blutung aufrechterhalten werden können, wenn die Bluttransfusion mit der gleichen Schnelligkeit wie die Blutung erfolgt[29]). Zu diesem Zweck wurden besondere Apparate konstruiert, die eine Blutzufuhr unter Druck ermöglichen. Sie haben sich schon oft als lebensrettend erwiesen[30]) [31]). Die Anordnung dieser Apparate läßt nur eine indirekte Bluttransfusion zu. Sie eignet sich fast ausschließlich für die Anwendung von Vakuumflaschen mit Konservenblut.

Die schnell durchgeführte intravenöse Bluttransfusion bringt besonders bei Herzkranken die Gefahr einer Herzüberbelastung mit sich[30]) [32]). Sie ist jedoch in den meisten Fällen als die Methode der Wahl anzusehen. Wenn aber trotz Transfusion der Schockzustand bestehen bleibt, resultiert daraus eine kardiale Ischämie, da die Koronargefäße wegen des niedrigen Aortendruckes nicht mit Blut versorgt werden können. Als Folge dieser Ischämie kann es zu einer Dilatation und Insuffizienz des Herzmuskels kommen, wobei die Belastung durch den erhöhten Druck im Venensystem, während das Blut unter Druck dem rechten Herzen zugeführt wird, ein Herzversagen mit sich bringen kann. Aus diesem Grunde ist es wünschenswert, bei raschen intravenösen Transfusionen einen Venendruckmesser in das System einzuschalten[29]).

Arterielle Transfusion

Für die Fälle, bei denen es nicht gelingt, den Schockzustand mittels einer intravenösen Transfusion zu beseitigen, ist durch intraarterielle Blutzufuhr noch immer eine Möglichkeit der Rettung gegeben. Durch die Steigerung des arteriellen Druckes wird die koronare Blutversorgung erreicht. Der mit Sauerstoff versehene Herzmuskel ist wieder imstande, sich unter Steigerung des Herzminutenvolumens normal zu kontrahieren[33]). Fälle von Herzversagen nach intraarterieller Transfusion wurden bisher nicht veröffentlicht. Im Tierversuch konnte der Blutdruck nicht mehr als um 20 mm Hg über den Normalwert gesteigert werden, selbst, wenn die Blutzufuhr rasch und unter Anwendung von hohem Druck erfolgte[29]).

Die arterielle Transfusion hat den großen Vorteil, den Blutdruck schnell zu erhöhen, weil, dem Pascal'schen Gesetz entsprechend, der zugeführte Druck sich gleichmäßig dem geschlossenen Gefäß — dem arteriellen System — mitteilt. Die Koronargefäße werden dadurch gefüllt und das Herz wird mit Sauerstoff versorgt, so daß es wieder kräftig schlagen kann[33]). Es konnte beobachtet werden, daß ein Patient, der infolge Schocks eine Apnoe hatte, kurz nach Transfusionsbeginn, sobald die medulläre Blutzirkulation wieder eingesetzt hatte, einen ersten tiefen Atemzug tat[29]) [34]). Man hat die Möglichkeit, einen Manometer in das Transfusionssystem einzuschalten, der während der intraarteriellen Transfusion das dauernde Ablesen der Blutdruckwerte gestattet. Die Entscheidung, wie hoch die Blutzufuhr sein muß, ergibt sich aus den abgelesenen Druckwerten von selbst, während man bei der intravenösen Transfusion ihre Höhe nur durch Abschätzen treffen kann. Sobald der Blutdruck wieder meßbar wird, entdeckt man häufig auch die während des Schocks nicht auffindbare Blutungsquelle.

Die arterielle Transfusion hat natürlich auch ihre Nachteile. Sie sind jedoch, verglichen mit der Möglichkeit, dem Kranken das Leben retten zu können, gering. Zur Transfusion kann man jede zugängliche Arterie verwenden. Es kann jedoch später eine Gangräne in ihrem Ausbreitungsgebiet auftreten, wenn die Blutstillung, nach Entfernen der Kanüle, nicht ohne Unterbindung des Gefäßes erfolgen kann und nach der Unterbindung kein ausreichender Kollateralkreislauf zur Verfügung steht. Im allgemeinen ist es möglich, in die Arteria radialis ohne größeren Schaden zu transfundieren. In der Literatur werden auch mehrere erfolgreich in die Aorta durchgeführte Transfusionen während Operationen im Thoraxraum angegeben[29]) [31]).

Bei einer Transfusion in die A. radialis wird man, von einem kleinen Hautschnitt aus, eine mitteldicke Kanüle in das Gefäß einführen, im allgemeinen ohne sie einzubinden. Bei diesem Vorgehen läßt sich häufig die spätere Unterbindung der Arterie vermeiden. Man versucht, nach Beendigung der Transfusion durch eine mindestens fünfminütige Kompression das Stehen der Nachblutung zu erreichen. Erst im Notfall unterbindet man das Gefäß. Auch die Arteria femoralis eignet sich zur Transfusion. Ihre Pulsationen sind unterhalb des Leistenbandes durchzutasten. Man führt senkrecht zur Hautoberfläche an dieser Stelle eine mitteldicke Kanüle ein. Sobald der hellrote Blutstrahl den Stempel der kleinen, an die Kanüle angeschlossenen Spritze hebt, wird an die Stelle der Kanüle, an der sie aus der Haut heraustritt, die Spitze einer kleinen Klemme angelegt. Um die Nadel während der Transfusion zu fixieren und sie in aufrechter Lage zu halten, legt man an die Austrittsstelle über der ersten Klemme noch zwei weitere an, die aber mit ihren Spitzen um etwa 60° gegeneinander verschoben sein sollen. Bei dieser Art der Transfusion ist es dringend notwendig, immer wieder die Lage der Nadel zu kontrollieren, um zu vermeiden, daß das Blut, sollte die Kanüle herausrutschen, in das umgebende

Gewebe gepumpt wird. Auch hier kann die Nachblutung im allgemeinen durch Kompression zum Stehen gebracht werden.

Als unerwünschte Nebenwirkung einer arteriellen Transfusion kann es einmal zu einem Spasmus des Gefäßes selbst kommen. Dieser kann so erheblich sein, daß die Fortführung der Transfusion in Frage gestellt wird. Die Haut im Ausbreitungsgebiet des Gefäßes kann eine deutliche zyanotische Verfärbung zeigen, z. B. im Bereich der Hand bei Transfusionen in die A. radialis. Umspritzen des Gefäßbezirkes, in dem die Nadel liegt, mit 1%iger Novocainlösung kann den Spasmus lösen.

Um bei arterieller Transfusion eine Anoxie z. B. der Hand zu vermeiden, ist es wichtig, nie etwas anderes als Blut intraarteriell zu infundieren. Da das infundierte Blut sauerstoffarm ist, sollte eine Transfusion ohne Unterbrechung nie länger dauern, als man das Belassen einer Staubinde an einer Extremität für statthaft hält. Das Auftreten einer zerebralen Luftembolie ist während einer arteriellen Transfusion natürlich möglich. Gibt man sie in den Arcus aortae, so ist die Gefahr größer als bei Transfusionen in eine periphere Arterie. Hält man den Patienten während der Zeit der Transfusion in Kopftieflagerung, wird die Luft in einen relativ unschädlichen Bezirk getrieben werden. Diese Lagerung ist kontraindiziert bei Transfusionen in die Aorta ascendens, da hier durch eine Luftblase der Zugang zu den Koronargefäßen blockiert werden kann. Die beste Sicherung gegen einen solchen Zwischenfall ist, jegliche Möglichkeit eines Luftzutrittes in das System auszuschalten. Eine Luftembolie stellt sicher keine ernste Gefahr dar. Bisher jedenfalls sind in der Literatur derartige Fälle nicht beschrieben worden[33]).

Zusammenfassend kann gesagt werden, daß die arterielle Transfusion besonders für die Fälle vorbehalten werden sollte, bei denen eine intravenöse Transfusion nicht zum Ziele geführt hat oder führen wird, wie bei schweren plötzlichen Blutverlusten oder bei sehr spätem Einsetzen der Schockbehandlung. Hier wird man, zur Vermeidung eines Zeitverlustes und zur Wiederherstellung eines normalen Blutdrucks und damit eines gesteigerten Herzminutenvolumens, zur intraarteriellen Transfusion schreiten müssen. Als Kontraindikation für die arterielle Transfusion gilt die Überlegung, daß man nicht sicher sein kann, daß keine Mißbildung des radialen Bogens besteht.

Blutersatz

Eine Diskussion der Bluttransfusion wäre unvollständig, ohne Besprechung der „Blutersatzflüssigkeiten". Dieser Begriff stellt einen Widerspruch in sich dar, da es für Blut keinen Ersatz gibt, der alle die vom Blut ausgeführten Funktionen übernehmen kann. Bis zum heutigen Tage wurde noch keine Substanz entdeckt, die in der Lage ist, die Rolle des Hämoglobins zu übernehmen. Es wurden jedoch Flüssigkeiten entwickelt, die durch ihren hohen osmotischen Druck in der Lage sind, die Blutmenge zu halten, zu der sie durch eigene Infusion beigetragen haben.

Plasma ist eine dieser Flüssigkeiten. Die mit ihm verbundenen Nachteile sind den Lesern dieses Buches sicher bekannt. Vielerorts wurde der Gebrauch von Plasmakonserven inzwischen völlig eingestellt, außer in ausgesprochenen Notfällen, wegen häufig nach solchen Infusionen beobachteter Hepatitis-Fälle. Es sind zur Zeit Versuche im Gange, durch Bestrahlungen des Plasmas das Hepatitisvirus unschädlich zu machen[35]). Die allgemeine praktische Anwendung dieses Verfahrens konnte bisher jedoch nicht erfolgen.

Periston ist ein blutisotonisches Kolloid, welches sich besonders als Flüssigkeitsersatz, aber auch als behelfsmäßiger Blutersatz zur Kreislaufauffüllung eignet. Seine Anwendung erfolgt intravenös. Periston ist kein Allergen, Diurese und Leberfunktionen werden nicht gehemmt. Infolge seiner Kolloidnatur verbleibt das Präparat für Stunden bis Tage im Kreislauf. Schon kurz nach der Infusion beginnt seine Ausscheidung durch die Nieren. Sie ist noch etwa 56 Stunden lang nachweisbar. Ein geringer Prozentsatz des Periston scheint bis zu 3 Wochen in der Blutbahn zu verbleiben[36]) [37]) [38]).

Gelatine wird häufig angewandt. Sie ist in dehydrierter Form im Handel. Sie ist bei Zimmertemperatur fest und unbegrenzt haltbar. Sie ist heute in einer 6%igen Lösung vom makromolekularen Typ erhältlich. Ihr osmotischer Druck ist doppelt so hoch wie der des Blutes. Vor seinem Gebrauch wird das Präparat in ein heißes Wasserbad gebracht, wobei es in zirka 10 Minuten gebrauchsfähig wird. Es empfiehlt sich, für Notfälle immer einige Flaschen, auf 37° erwärmt, vorrätig zu haben. Es ist jedoch zu beachten, daß die Gelatine dadurch in ihrer Haltbarkeit auf zirka 4 Wochen beschränkt wird. Zu Infusionszwecken wird sie mit 500 ccm physiologischer Kochsalzlösung verdünnt. Da eine Gelatineinfusion eine genaue Blutgruppenbestimmung erschwert, sollte man diese in jedem Falle vorher durchführen. Die Ausscheidung der Gelatine erfolgt durch die Nieren. Etwa 23% gehen schon während der Infusion auf diesem Wege verloren, weitere 22% werden an die Gewebe abgegeben, 55% verbleiben im Blutstrom. Ernstere Komplikationen wurden bisher nicht beschrieben. Anscheinend treten sofort nach der Infusion klinisch sich nicht manifestierende, reversible, degenerative Nierenveränderungen auf[39]), ein Umstand, an den bei Gelatineinfusionen immer gedacht werden muß. Wird Gelatine bei Herzinsuffizienz oder bei Nierenkranken angewandt, so ist wegen der Schnelligkeit des Blutvolumenanstieges äußerste Vorsicht geboten. Es ist zu beachten, daß die Infusion das Blutvolumen unter Flüssigkeitsentzug aus den Geweben auf das Doppelte vermehrt. Dieses bringt sowohl große Vorteile, als auch große Gefahren für den Kranken mit sich.

Dextran ist als weiteres Präparat in der Lage, Blutplasma zu ersetzen. Es wird aus Zucker und phosphathaltigen Bakterienkulturen gewonnen und ist ein hochmolekulares Polysaccharid. Als Kolloid hat es einen osmotischen Druck, der 1,5—2 mal größer ist als der des Blutes. Das Präparat wird bisher noch nicht allgemein angewandt. Die gewonnenen Erfahrungen zeigen, daß es weder toxisch wirkt, noch eine temperatursteigernde Wirkung besitzt. Auch Überempfindlichkeit gegen Dextran wurde nicht beobachtet. Es wird im Verlauf einer Woche vom Organismus ausgeschieden. Schon kurz nach der Infusion gehen etwa 25% auf dem Wege über die Nieren verloren. Das Präparat ist natürlich kein Blutersatz. Beim Notwendigwerden einer Bluttransfusion kann es jedoch bis zum Eintreffen von Blut vorübergehend Verwendung finden. Es ist ideal im Kampf gegen Schock bei polyzythämischen Patienten. Der große Vorteil des Dextran liegt darin, daß es keine Vorbereitung zur Infusion erfordert. Auch Warmhalten ist unnötig. Seine Anwendung als parenteraler Flüssigkeitsersatz kann in der handelsüblichen Form erfolgen[40]).

Schrifttum

1. V. J. Collins, Anaesthetic Management of the Cardiac Patient, Yale Journal of Biology and Medicine, H. 19, S. 979, July 1947
2. Charles L. Burstein, Fundamental Considerations in Anaesthesia, The MacMillan Company, New York City, 1949
3. J. B. Dillon, Anaesthesia of the Aged, Journal of the American Medical Association, H. 135, S. 977, Dec. 13th, 1947
4. J. D. White, Anaesthesiology, H. 7, S. 233, 1945
5. R. H. Waters, Cyclopropane, a Personal Evaluation, Surgery, H. 18, S. 26, 1945
6. Noel Gillespie, Endotracheal Anaesthesia, University of Wisconsin Press, Madison, Wisc., 1948
7. D. Briggs, Prolonged Endotracheal Intubation, Anaesthesiology, H. 11, S. 129, Jan. 1950
8. Zitiert nach Transeen and Hellebrandt, C. R. Stephen, Influence of Posture on the Mechanics of Respiration and Vital Capacity, Anaesthesiology, H. 9, S. 134, 1948
9. S. C. Cullen, Anaesthesia in General Practice, Year Book Publishers, Chicago, I 11., 1946

10. GOFFEN and WOOD, Geriatric Anaesthesia, American Journal of Surgery, H. 78, S. 475, 1949
11. H. MOUSEL, Postoperative Atelectesis, Journal of the Amercian Medical Association, H. 115, S. 899, Sept. 14th, 1940
12. CECIL K. DRINKER, Pulmonary Edema and Inflammation, Harvard University Press, Cambridge, Mass., 1947
13. BLACK, MCCANCE and YOUNG, Dehydration in Balance Experiments, Journal of Clinical Investigation, H. 102, S. 406, 1944
14. ELKINGTON and TAFFEL, Prolonged Water Deprivation in the Dog, Journal of Clinical Investigation, H. 21, S. 787, 1942
15. LOCKWOOD and RANDALL, Eloctrolyte Studies in Surgical Patients, New York Academy of Medicine Bulletin, H. 25, S. 228, 1949
16. THOMAS RANDALL, Persönliche Mitteilung
17. RANDALL, HABIF, LOCKWOOD and WERNER, Potassium Deficiency in Surgical Patients, Surgery, H. 26, September 1949
18. STEWART and ROURKE, The Effects of Large Intravenous Infusions on Body Fluid, Journal of Clinical Investigation, H. 21, S. 197, 1942
19. C. A. MEYER, Fluid and Eloctrolyte Balance, Surgery, Gynecology and Obstetrics, H. 84, S. 586, 1947
20. COLLER and DEWEESE, Pre and Post-Operative Care, Journal of the American Medical Association, H. 141, Nov. 5th, 49
21. ELKINGTON and WINKLER, Transfers of Intracellular Potassium in Experimental Dehydration, Journal of Clinical Investigation, H. 23, S. 93, 1944
22. JAMES L. GAMBLE, Extracellular Fluid, Harvard University Press, Cambridge, Mass., 1949
23. BERRY, IOB and CAMPBELL, Potassium Metabolism in the Immediate Post-Operative Period, Archives of Surgery, H. 57, S. 470, 1948
24. WINKLER, HOFF and SMITH, E. K. G. Changes and Concentration of Potassium in the Serum, American Journal of Physiology, H. 124, S. 478, 1938
25. BROWN, CURRENS and MARCHAND, Muscular Paralysis and E. K. G. Abnormalities Resulting from Potassium Loss in Chronic Nephritis, Journal of the American Medical Association, H. 124, S. 545, 1944
26. STEWART, SHEPARD and HORGER, Eloctrocardiographic Manifestations of Potassium Intoxication, American Journal of Medicine, H. 5, S. 821, 1948
27. G. LANGSDORF, Parenteral Fluid Therapy during Prolonged Surgery, California Medicine, H. 67, S. 35, July 1947
28. SEEVERS and PRICE, Effect of Sublethal Hemorrhage in Normal Dogs, Surgery, Gynecology and Obstetrics, H. 88, S. 878, 1949
29. PORTER, SANDERS and LOCKWOOD, The Factor of Rate of Transfusion with Particular Reference to the Intra-arterial Route, American Journal of Surgery, H. 128, S. 865, 1948
30. PRICE, ROBBINS and BRAUNSCHWEIG, Ultrarapid Blood Transfusion, Surgery, Gynecology and Obstetrics, H. 89, S. 422, 1949

31. KAY and HOCKER, Treatment of Shock by Aortic Tranfusion, Journal of the American Medical Association, H. 134, S. 604, June 14th, 1947
32. S. J. WILSON, Blood Transfusion Reaction, Anaesthesiology, H. 10, S. 188, 1949
33. COL. S. F. SEELEY, Intra-arterial Blood Transfusion, American Journal of Surgery, H. 78, S. 733, 1949
34. ROBERTSON, TRINCLER and DENNIS, Intra-arterial Tranfusion, Surgery, Gynecology and Obstetrics, H. 87, S. 695, 1948
35. L. B. FELMUS, Gelatin Solution as a Plasma Substitute, American Journal of Surgery, H. 78, S. 374, 1949
36. G. HECHT und H. WEESE, Periston, ein neuer Blutflüssigkeitsersatz, Mü. med. Wo., 1943, Nr. 1, S. 11
37. R. SCHUBERT, Über die Ausscheidung an Periston gebundener Stoffe (Bilirubin Indigocarmin) und einiges über die Ausscheidung von Periston selbst, Kli. Wo., H. 9/10, S. 143—149, März 1948
38. R. AMMON, Blutersatzmittel und ihr Schicksal im Organismus unter besonderer Berücksichtigung des Peristons, Med. Mtschr., 1949, Nr. 1, S. 16
39. O. SKINSNES, Gelatin Nephrosis, Surgery, Gynecology and Obstetrics, H. 85, S. 563, 1947
40. BULL, MAYCOCK and MOLLISON, Dextran as a Plasma Substitute, Lancet, H. 256, S. 134, 1949

ANHANG

Die Behandlung des Narkoseapparates und des narkosezugehörigen Instrumentariums

Es ist zweckmäßig, Narkoseapparate und Instrumentarium vom Anästhesisten selbst oder immer vom gleichen Personal verantwortlich versorgen zu lassen, da auf diese Weise die Gefahr, Zubehörteile zu verlieren oder Apparat- und Instrumentenschaden zu haben, viel geringer ist.

Es wird dringend empfohlen, am Ende einer jeden Operation den Narkoseapparat für die nächste Narkose vorzubereiten. Auf diese Weise steht der Apparat immer zum Gebrauch bereit und bei einem Eilfall wird mit dem Zusammensetzen nicht noch kostbare Zeit verloren. Am Ende der Operation sollte man folgende Dinge kontrollieren:

Kanister. Man sollte sich bei den Kanistern die Zeitdauer ihres Gebrauches vermerken. Auf einem Heftpflasterstreifen wird für jede volle Stunde ein Kreuz eingetragen, wobei jeder Schenkel des Kreuzes 15 Minuten repräsentiert. Ist eine langdauernde Operation vorgesehen, so sollte man den Natriumkalk vorher wechseln. Die Gebrauchszeit eines Kanisters beträgt im allgemeinen 4—6 Stunden, je nachdem, ob das halbgeschlossene System verwandt wurde oder nicht, und ob der narkotisierte Patient unter der Narkose viel oder wenig Kohlendioxyd produziert hat. Fühlt sich der Kanister gegen Ende der Operation noch heiß an, so ist er aller Voraussicht nach weiter verwendbar. Die Mittel, die heutzutage zur CO_2-Absorption in Gebrauch sind, sind antiseptisch, so daß es sich erübrigt, die Kanister zu sterilisieren.[1])

Schlauchmaterial des Apparates. Der Ein- und Ausatmungsschlauch und das dazu gehörige Y-förmige Ansatzstück sollten gut durchgespült werden. Falls sie bei der Narkose eines Tbc-Kranken, eines mit infektiöser Erkrankung der Atemorgane Behafteten oder eines Patienten mit einer Hauterkrankung im Bereich des Kopfes oder des Gesichtes verwandt wurden, genügt es, sie nach vorherigem Abspülen in eine 1 ‰ Merkurijodidlösung oder in 60—90%igen Alkohol über Nacht zu legen.[2]) Es ist abzuraten, diese Teile zwecks Desinfektion auszukochen, da sich der Gummi nach einiger Zeit vulkanisiert.

Einlaßschrauben für das Gas. Es ist wichtig, die Schrauben nie dichter zu schließen, als zu ihrem Verschluß unumgänglich notwendig ist. Bei gewaltsamem Zuschrauben wird das empfindliche zugespitzte Ende stumpf. Damit ist ein Undichtwerden des Mechanismus verbunden.

Tubi. Nachdem man die aufblasbare Manschette entfernt hat, wäscht man sie getrennt vom Tubus ab. Solange die Manschette über den Tubus gestreift ist, bleibt ihre Innenfläche der Reinigung unzugänglich. Um das Eindringen von Wasser in die Manschette zu vermeiden — eine besonders wichtige Maßnahme, wenn man sie für längere Zeit in gebrauchsfähigem Zustand erhalten will — wird man den zuführenden Katheter abklemmen. Nachdem die Manschette trocken ist, bewahrt man sie zweckmäßig in Talkum auf. Das dient zur Verlängerung ihrer Lebensdauer. Den Tubus sollte man nach Gebrauch zuerst mit kaltem Wasser durchspülen, um eine Verhärtung des darin befindlichen Schleims durch Hitze zu vermeiden, was die Reinigung sehr erschweren würde. Danach wird man ihn mit einem Flaschenbürstchen in heißem Seifenwasser gründlich waschen. Nach dieser Vorbehandlung kann man ihn zur Desinfektion gleichfalls in eine Mercurijodidlösung legen. Wenn aber der Patient keine ansteckende Erkrankung hatte, ist es unnötig, ihn zu sterilisieren. Es ist jedoch wichtig, nach Gebrauch jegliches Gleitmittel vom Tubus zu entfernen, da es wie alle Petroleumderivate das Brüchigwerden des Gummis beschleunigt.

Rachen- und Nasopharyngealtubi (Abb. 20a-c) müssen in gleicher Weise wie die Trachealtubi und Nasentubi behandelt werden.

Laryngoskope. Von großer Wichtigkeit ist es, bei der Reinigung des Instrumentes Batterie und Kontakt vor der Berührung mit Wasser zu bewahren. Es ist unnötig zu betonen, daß man beim Weglegen des Instrumentes sicher sein muß, seine Beleuchtung ausgeschaltet zu haben. Will das Licht bei der Inanspruchnahme des Instrumentes nicht brennen, kann es daran liegen, daß der Kontakt oxydiert ist. Reibt man diesen dann ein- oder zweimal an einer rauhen Oberfläche wie sie der Laryngoskopgriff darstellt, wird er wieder funktionstüchtig werden.

Schrifttum

1. John Andriani, The Chemistry of Anaesthesia, Charles C. Thomas Co., Springfield, Ill., 1946

2. Noel Gillespie, Endotracheal Anaesthesia, University of Wisconsin Press, Madison, Wisc., 1948

Verschiedene Instrumente zur Freihaltung der Luftwege

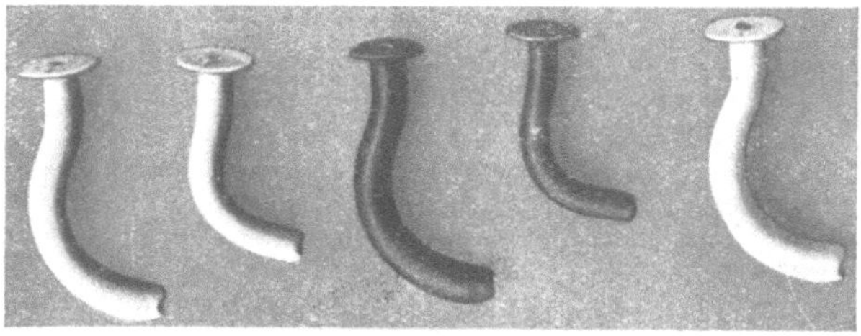

Rachentubi aus Gummi nach GUEDEL. Man kann dadurch absaugen.

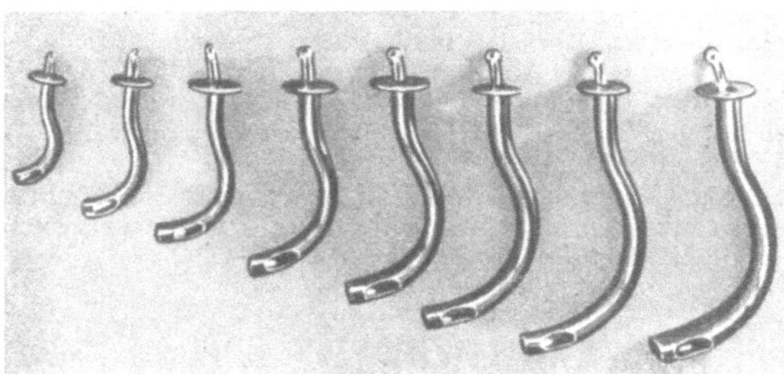

Metallrachentubi nach WATERS mit Ansatzstücken zur Durchführung der Insufflation. Man kann dadurch absaugen.

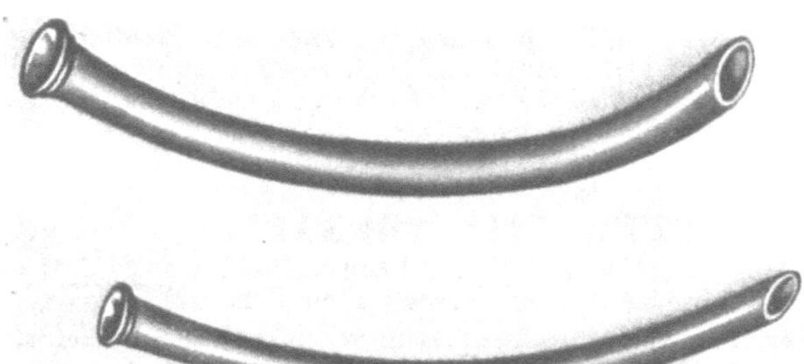

Nasopharyngeale Tubi mit Ansatzstück, welches das Hereinrutschen in die Nase verhindert.

Abb. 20. a, b, c

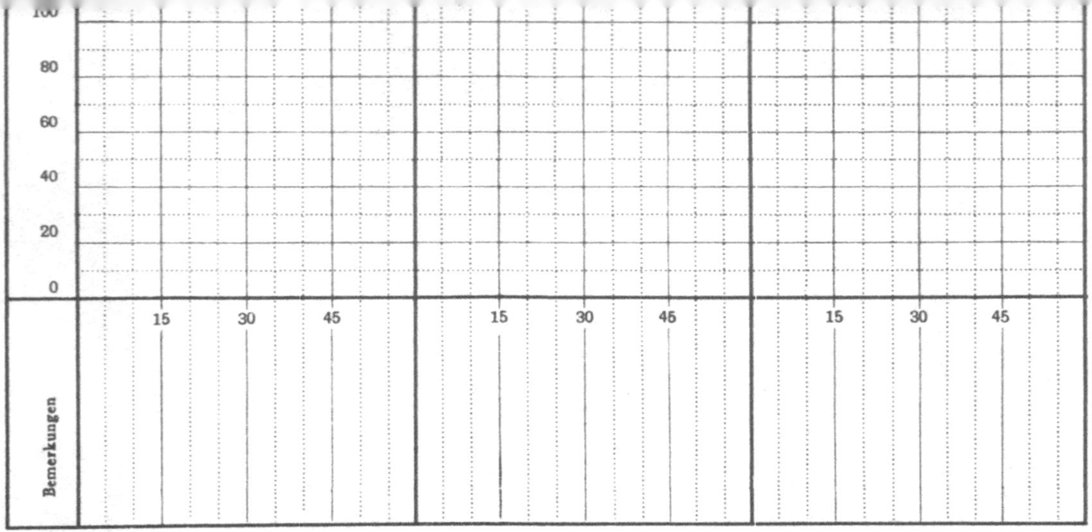

Lagerung:

Rücken . . . .

normal : . . . .

Steinschnitt : . . . .

Bauch: . . . .

Seitenlage: . . . .

Sitzend: . . . .

Kopftieflagerung: . . .

. . . .

Zeichen: ● Puls ○ Atmung ˅˄ RR × Nark.-Beginn ⊙ Op. Beginn

Technik: ⟨ *Maske* / *endotracheal* ⟨ *orotrach.* ⟨ *Manschette* .... / *Rachentamponade* ....

nasotrach.: ....

Rachentubus: ....

Postop. Zustand des Pat.: .... *Reflexe* : ....

Würgreiz: .... *ansprechbar* : ....

Erbrechen: ....

Verlag Walter de Gruyter & Co., Berlin W 35

NARKOSEBERICHT

Datum .... 19....

Name .... Alter .... Station ....

Diagn. Präop.: .... Postop.: ....

Operation: ....

Operateur: .... Narkotiseur: ....

Prämedik. *Zeit:* .... Zustand *gut:* ....

Dosis: .... *mäßig:* ....

Wirkung: .... *schlecht:* ....

Blutgruppe: ....

	15	30	45		15	30	45		15	30	45	
N_2O												
O_2												
Aether												
Narkosestufe des 3. Stad. 1												
2												
3												
4												
220												
200												
180												
160												
140												

Basisnarkose

Gew. ....

Mittel ....

Menge ....

Zeit ....

Wirkung ....

Einleitung der Nark.

Husten ....

Exc. ....

Lar. Spasm. ....

Erbrechen ....

Asphyxie ....

Temp. .... Puls ....
HB .... Ery ....
RR .... Grundumsatz ....

Praeoperativ

Infekt. der ob. Luftwege: Hals .... Nase .... Ohr .... Nebenhöhlen .... Husten ....
Singultus .... Obstruktion .... Asthma .... Tracheitis .... Bronchitis ....
Bronchiektasen .... Pneumonie .... Lungenabszeß .... Emphysem ....
Pleuritis .... Empyem .... Tbc: .... aktiv .... stationär .... doppelseitig ....
Vitalkapazität: 33 % .... 33—66 % ....
Andere Komplikationen ....

Vit. cordis: .... angeb. .... rheumat. .... arteriosklerot. ....
luetisch .... Myokardinfarkt .... Coronarinsuff. ....
kompensiert .... decompens .... behandelt .... Tachykardie ....
Bradykardie .... Arhythmie .... Hypertension .... Hypotension ....
Blutung .... Schock ....
Andere Komplikationen ....

Kopfschmerz .... Neurasthen. .... Delirium .... Psychose ....
Lues .... Hirn-Tu. .... Rückenmarkstu. .... Epilepsie ....
Hirndruckerscheinungen .... Paresen ....
Andere Komplikationen ....

Ileus .... Subileus .... kompl. ob. Darmabschn. .... kompl. unt. Darmabschn. ....
Übelkeit .... Erbrechen .... Darminfekt. ....
Darmperfor. .... Peritonitis .... Leberschaden ....
Ikterus: .... mittelschwer .... schwer ....
Andere Komplikationen ....

Diabetes .... Endokrine Störungen ....
Fettsucht .... Gewichtsverlust .... Kachexie .... Wasserverl.: .... mäßig .... stark ....
Azidose .... Alkalose .... Struma: .... Hyper- .... Hypo-Punkt .... Atoxisch ....
Andere Komplikationen ....

Harnverhaltung: .... mäßig .... schwer .... Cystitis .... Pyelitis ....
Nephritis: .... akut .... chron. .... Tbc .... Nierenschaden ....
Urämie .... Oligurie .... Anurie ....
Andere Komplikationen ....

Gravidität .... Toxämie .... Mißverhält. .... Kopf .... Becken ....
Abort: .... asept. .... infekt. .... Extrauteringrav. ....
Blutung .... Salpingitis
Andere Komplikationen

KOMPLI

Respira
0

Herz-K
0

Zentral-
0

Magen
0

Stoffwec
0

Uro-p
0

Gynaek.- u
0

Atmung ...... Gewicht ......

Leuko ......

Wichtige Laborbef. ......

TIONEN

Postoperativ

Tractus

0 Pharyngitis ...... Laryngitis ...... Husten ...... Singultus ......

Obstruktion ...... Tracheitis ...... Bronchitis ...... Aspiration ......

Pneumonie: ...... hypostat ...... broncho ...... lobär ...... Atelektase ......

Tbc ...... Ödem ...... Pleuritis ...... Empyem: ...... teil ...... massiv ......

Andere Komplikationen ......

Kompl. Eintritt: 1.—3. Tag ...... 4.—7. Tag ...... 2. Wo. ...... 3. Wo. ......

afsystem

0 Tachykardie ...... Bradykardie ...... Arhythmie ......

Blutung: ...... mäßig ...... stark ...... RR-Abfall ...... Schock ......

Koronarthrombose ...... Kreislaufinsuff. ......

Thrombose ...... Embolie ......

Andere Komplikationen ......

Kompl. Eintritt: 1.—3. Tag ...... 4.—7. Tag ...... 2. Wo. ...... 3. Wo. ......

nsystem

0 Kopfschmerz ...... Kopfschmerz nach Spinal-Anästh. ......

Rückenschmerzen ...... Delirium ...... Paresen ...... Psychose ...... Meningitis ......

Andere Komplikationen ......

Kompl. Eintritt: 1.—3. Tag ...... 4.—7. Tag ...... 2. Wo. ...... 3. Wo. ......

ıkanal

0 Übelkeit ...... Erbrechen ...... Dauer ......

Atonie: ...... mittelschwer ...... schwer ...... Ileus: ...... mechan. ...... paralyt. ......

Peritonitis ...... Blutung ...... Lebersch. ...... Ikterus: ...... mittel- ...... schwer ......

Andere Komplikationen ......

Kompl. Eintritt: 1.—3. Tag ...... 4.—7. Tag ...... 2. Wo. ...... 3. Wo. ......

örungen

0 Thyreotox. Krise ...... Tetanie ...... Azidose ...... Alkalose ......

Andere Komplikationen ......

Kompl. Eintritt: 1.—3. Tag ...... 4.—7. Tag ...... 2. Wo. ...... 3. Wo. ......

ystem

0 Harnverhaltung: ...... mittel ...... schwer ...... Cystitis ...... Pyelitis ......

Nierenschaden ...... Hämaturie ...... Urämie ...... Oligurie ...... Anurie ......

Andere Komplikationen ......

Kompl. Eintritt: 1.—3. Tag ...... 4.—7. Tag ...... 2. Wo. ...... 3. Wo. ......

eburtshilfe

0 Geburt ...... spontan ...... Zange ......

Nachblutung ...... Toxämie ...... Sepsis ......

Andere Komplikationen ......

Kompl. Eintritt. 1.—3. Tag ...... 4.—7. Tag ...... 2. Wo. ...... 3. Wo. ......

FSC
www.fsc.org
MIX
Papier | Fördert gute Waldnutzung
FSC® C083411

Zeitfracht Medien GmbH
Ferdinand-Jühlke-Straße 7
99095 Erfurt, Deutschland
produktsicherheit@kolibri360.de